Jesko Wilke

# BASISCH

## abnehmen und entgiften

**Bibliografische Information der Deutschen Nationalbibliothek:**
Die Deutsche Nationalbibliothek verzeichnet diese Publikation in der Deutschen Nationalbibliografie. Detaillierte bibliografische Daten sind im Internet über http://d-nb.de abrufbar.

**Für Fragen und Anregungen:**
info@rivaverlag.de

Originalausgabe
1. Auflage 2018


Nymphenburger Straße 86
D-80636 München
Tel.: 089 651285-0
Fax: 089 652096



Redaktion: Kirsten Reimers
Umschlaggestaltung: Pamela Machleidt, Melanie Kretzschmar
Umschlagabbildungen vorn: fotolia/mizina (ol), shutterstock/Africa Studio (or), fotolia/anaumenko (u)
Umschlagabbildung hinten: iStock/Xsandra
Bildnachweis: S. 10 iStock/Shaiith, S. 11ol iStock/mythja, S. 11or iStock/encrier, S. 11u iStock/littlehenrabi, S. 15 iStock/Mikolette, S. 17 iStock/borchee, S. 25 iStock/Sarsmis, S. 28 iStock/robynmac, S. 29 iStock/petrenkod, S. 35 iStock/myshkovsky, S. 39 iStock./jodiejohnson, S. 47o iStock/LuVo, S. 47M iStock/Kativ, S. 47u iStock/kaanates, S. 48o shutterstock/junyanjiang, S. 48M iStock/zeleno, S. 48u iStock/FrancoDeriu, S. 49o iStock/AlasdairJames, S. 49M iStock/kaanates, S. 49u iStock/AlasdairJames, S. 50o iStock/fcafotodigital, S. 50M iStock/AnnaBreit, S. 50u iStock/kgfoto, S. 51o iStock/photomaru, S. 51M iStock/Creativeye99, S. 51u iStock/egal, S. 52o iStock/milanfoto, S. 52u shutterstock/Shebeko, S. 53o iStock/juliedeshaies, S. 53M shutterstock/Tim UR, S. 53u shutterstock/Maks Narodenko, S. 54o iStock/Yasonya, S. 54M iStock/Preto_perola, S. 54u iStock/dirkr, S. 55o iStock/dageldog, S. 55Mr iStock/anna1311, S. 55ml iStock/Yasonya, S. 55u shutterstock/Scisetti Alfio, S. 56 iStock/fcafotodigital, S. 57o, S. 59u iStock/RedHelga, S. 57u shutterstock/Kovaleva_Ka, S. 58o, S. 58M iStock/photomaru, S. 58u shutterstock/Valentyn Volkov, S. 59o shutterstock/Maks Narodenko, S. 59M iStock/design56, S. 60o iStock/srdjan111, S. 60u iStock/mariusFM77, S. 71 iStock/Pinkypills, S. 78 iStock/South_agency, S. 80 istock.com/GiorgioMagini, S. 81o iStock/Neustockimages, S. 81u eatsmarter.de/westermann-buroh.de, S. 84–142 eatsmarter.de/westermann-buroh.de, S. 190 Karin Costanzo, Kastenhintergrund shutterstock/Abstractor
Satz: Daniel Förster, Belgern
Druck: Florjancic Tisk d.o.o., Slowenien
Printed in the EU

ISBN Print 978-3-7423-0268-7
ISBN E-Book (PDF) 978-3-95971-727-4
ISBN E-Book (EPUB, Mobi) 978-3-95971-726-7

*Weitere Informationen zum Verlag finden Sie unter*

www.rivaverlag.de

Beachten Sie auch unsere weiteren Verlage unter www.m-vg.de

Jesko Wilke

# BASISCH

## abnehmen und entgiften

*Die Detox-Stoffwechselkur*

riva

# Inhalt

# VORWORT

Dieses Buch ist eine Einladung, dir selbst etwas Gutes zu tun. Nimm dir eine Auszeit, leiste dir den Luxus, innezuhalten und für dein ganz persönliches Wohl zu sorgen: Gönne dir eine Detox-Stoffwechselkur. Du hast es verdient! Und du wirst sehen und spüren: Es lohnt sich! Die Kur besteht aus einer Entlastungs-, einer Fasten- und einer Aufbauwoche.

Vielleicht denkst du jetzt: »Dazu fehlt mir die Zeit« oder »Schön wäre es ja, aber jetzt geht es gerade nicht« – zum Beispiel wegen einer Geburtstagsfeier, einem Grillabend oder weil du einen All-Inclusive-Urlaub gebucht hast. So gesehen kommt nie der richtige Zeitpunkt! Doch es handelt sich ja auch um einen bewussten Break. Unterbrich deinen Alltagstrott für eine kleine Schonzeit. Vielleicht gelingt es dir ja, auch danach gesündere Angewohnheiten in deinen Alltag zu integrieren.

Manchmal ist es wichtig, die Notbremse zu ziehen und für sich selbst zu sorgen. Vor allem, wenn dein Körper bereits erste Signale sendet und dir zeigen will, dass er sich überfordert fühlt. Dann geht es darum, Verantwortung für die eigene Gesundheit zu übernehmen und entsprechend zu handeln. Es ist einfach so: Gesundheit ist unser höchstes Gut. Diese alte Weisheit ist heute noch genau so wahr wie eh und je. Weder das schönste Haus, noch das größte Auto oder das dickste Bankkonto können darüber hinwegtrösten, wenn sich eine chronische Erkrankung einstellt.

Doch wie kannst du wirkungsvoll gegensteuern? Ganz einfach – durch drei wichtige Maßnahmen:

1. Stelle ein natürliches Säure-Basen-Gleichgewicht her.
2. Führe eine gründliche Reinigung und Entgiftung deines Stoffwechsels durch.
3. Bringe dein Leben in eine gesunde Balance.

## Chronischer Übersäuerung entgegenwirken

Es gibt eine Erkenntnis, über die sich heute sämtliche Experten im Gesundheitswesen einig sind. Sie lautet: Die Ernährung nimmt einen zentralen Stellenwert für unsere Gesundheit ein. Doch was heißt das konkret? Welche Lebensmittel sind förderlich für unser Wohlergehen, welche eher nicht, und welche sind gar schädlich? Auch über die Antwort auf diese Fragen herrscht weitgehend Einigkeit:
*Unser Ernährung ist zu einseitig geworden!*

Wir essen zu viel Fleisch und Wurstwaren, konsumieren zu viel Zucker und bereiten uns häufig industriell hergestellte Fertigprodukte wie Pizza, Dosensuppen oder Pommes frites zu oder kochen gar nicht mehr selbst und gehen stattdessen zu Fast-Food-Ketten. Hinzu kommt ein Übermaß an Getränken wie stark gezuckerte Softdrinks, Bier und Wein. Frische, lebendige Nahrung pflanzlichen Ursprungs, also Gemüse, Obst und Kräuter, kommen hingegen viel zu selten auf unsere Teller. Die Folge: Durch die einseitige Ernährung gelangen zu viele säurebildende Substanzen in unseren Körper. Durch dieses Ungleichgewicht entsteht im Zellstoffwechsel mehr Säureabfall, als bewältigt werden kann. Dieser Zellmüll kann über Blut, Lymphe und Nieren nicht mehr entsorgt werden, drosselt den Nährstofftransport zu den Zellen, setzt sich im Bindegewebe und in den Gefäßwänden fest und vergiftet unseren Organismus von innen.

Basisch abnehmen und entgiften mit der dreiwöchigen Detox-Stoffwechselkur ist deine Chance, diese Fehlentwicklung zu stoppen und deinen Säure-Basen-Haushalt wieder in eine gesunde Balance zu bringen – die beste Gesundheitsprävention und gleichzeitig eine gute Möglichkeit, dein Gewicht nachhaltig und gesund zu reduzieren.

## Reinigung und Entgiftung

Unseren Körper zu reinigen und zu entgiften ist ein uraltes Ritual, das sich in allen Kulturen und Weltreligionen wiederfindet. Die positiven Wirkungen auf unsere Gesundheit sind vielfach untersucht und wissenschaftlich belegt. Dies gilt ganz besonders für Fastenkuren. Zahlreiche Studien belegen die positiven Auswirkungen des temporären Nahrungsverzichts bei verschiedenen Leiden, wie beispielsweise Allergien, Bluthochdruck, Diabetes, Fettstoffwechselstörungen, Herzerkrankungen und Rheuma.

## Leben im Gleichgewicht

Übersäuerung ist kein reines Ernährungsproblem. Was wir essen, nimmt zwar eine Schlüsselrolle ein, doch zu einem gesunden Säure-Basen-Gleichgewicht gehört mehr: Es geht darum, unser ganzes Leben in Balance zu bringen! Unser Hauptgegner: Stress! Ob im Arbeits- oder Privatleben – einseitige Belastung, Überforderung und ständige Reizüberflutung führen zu einer mentalen Säurelast, die uns auf Dauer krank macht. Deshalb wird das Säure-Basen-Prinzip in diesem Buch ganzheitlich betrachtet und behandelt. Im Praxisteil, dem 21-Tage-Detox-Plan, wirst du Übungen finden, die dir dabei helfen, dein ganzes Leben wieder in ein gesundes Gleichgewicht zu bringen.

Bitte bedenke eines: Dieses Buch ersetzt keine individuelle Ernährungsberatung oder medizinische Beratung. Wenn du an einer chronischen Krankheit leidest, stark übergewichtig oder extrem untergewichtig bist, solltest du zunächst einen Arzt konsultieren, um abzuklären, ob du diese Stoffwechselkur machen solltest. Das Gleiche gilt natürlich, wenn du schwanger bist.

Jesko Wilke

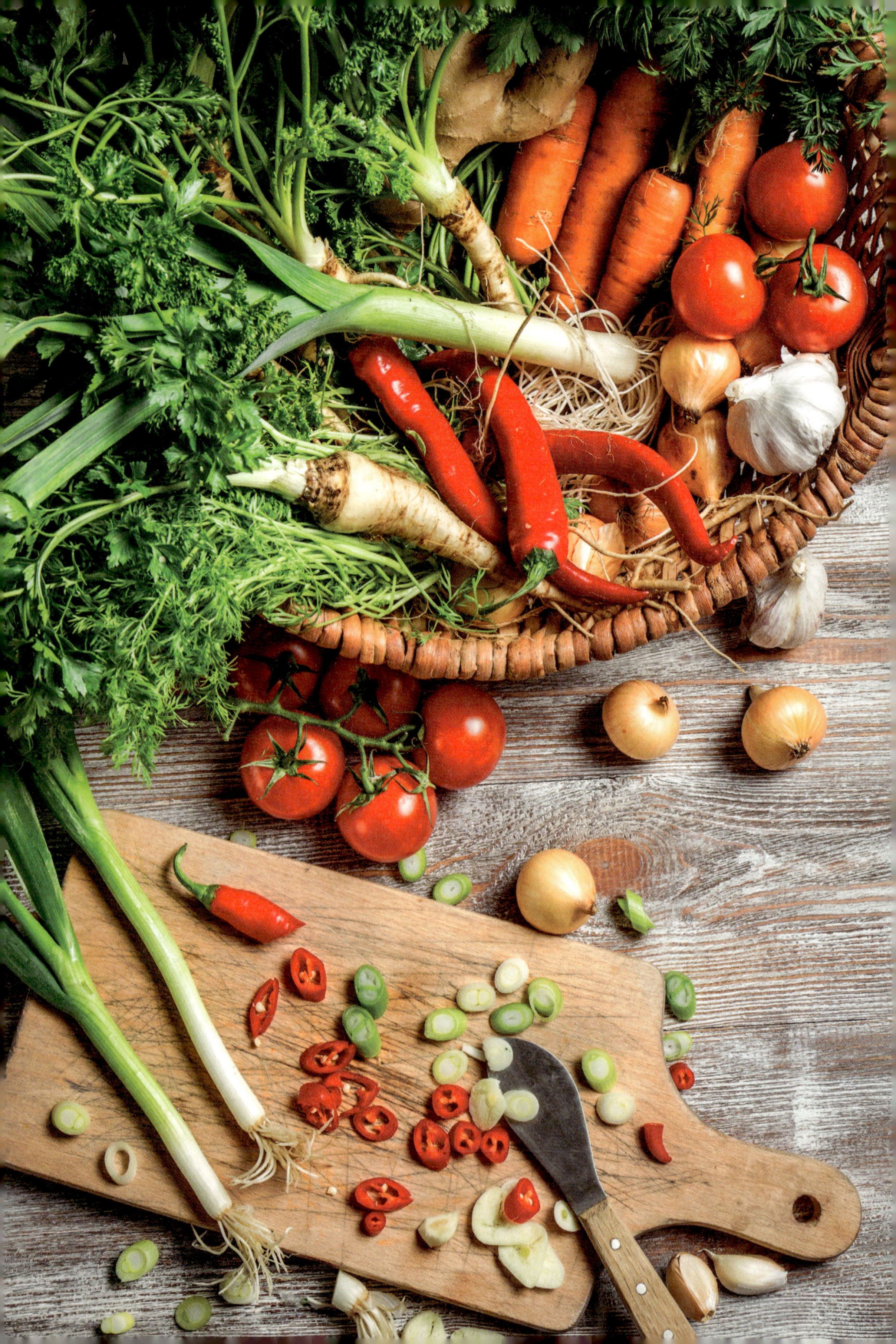

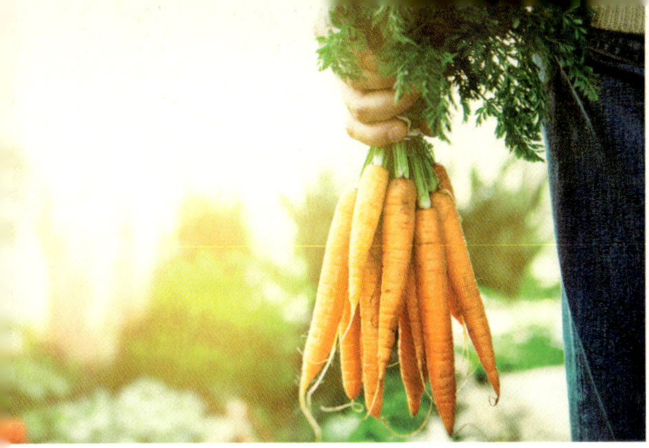
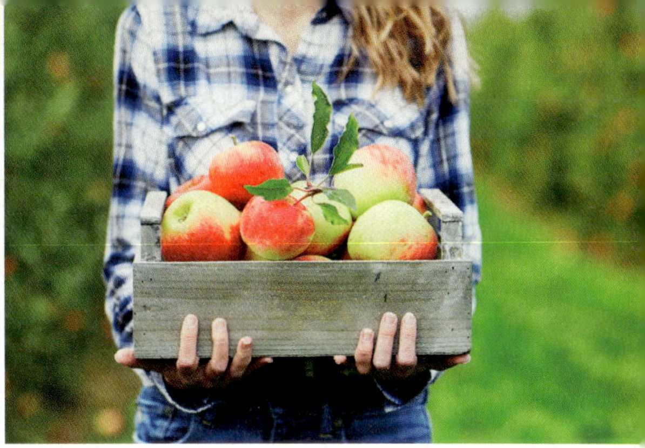

# Basisch abnehmen und entgiften

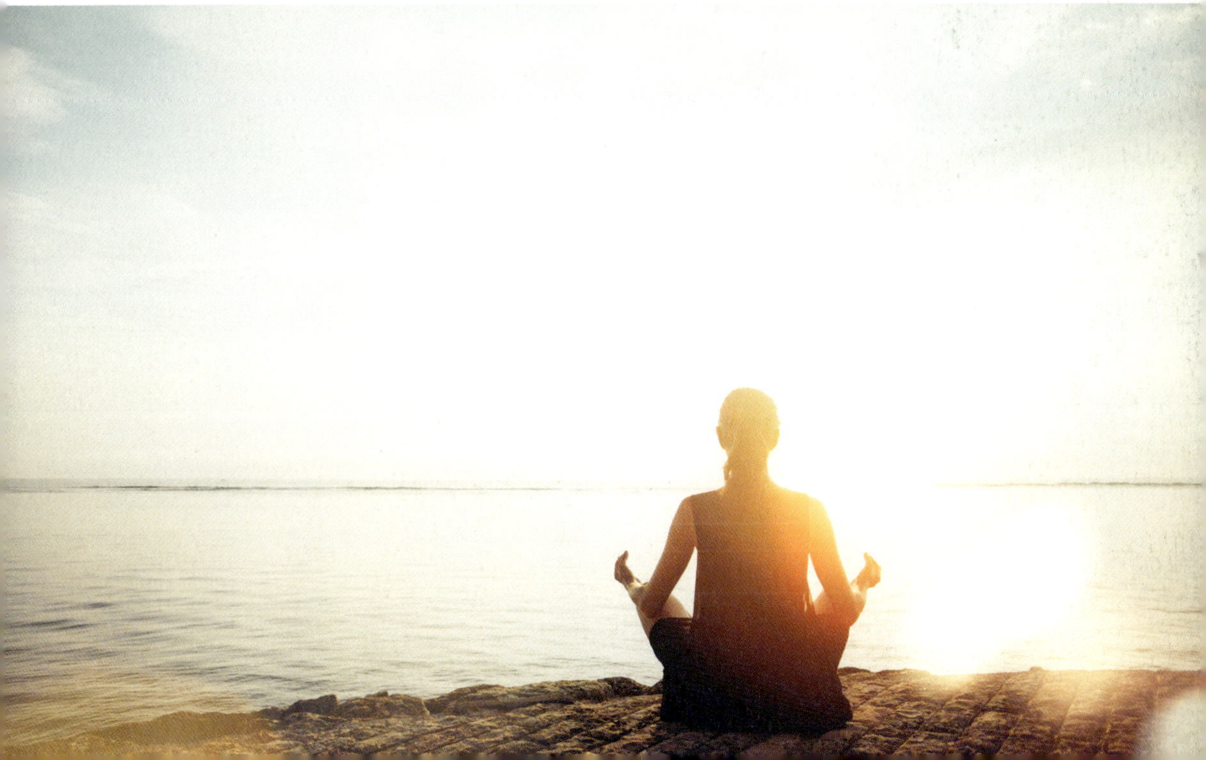

# BASISCH ESSEN – BASISCH LEBEN!

In unserem Stoffwechsel entstehen Säuren, das ist ein ganz natürlicher Vorgang. Auch in deinem Organismus bilden sich ständig Säuren. Zum Beispiel Kohlensäure, wenn du atmest, Milchsäure, wenn du dich körperlich verausgabst, Aminosäuren bei der Verdauung und Harnsäure im Zellstoffwechsel. Diese Säuren werden durch basische Verbindungen neutralisiert, ein ständiger Prozess, der über deine Atmung, in deinem Blut, in deinem Verdauungsapparat, in deiner Haut und in deinen Nieren stattfindet. Allerdings ist die Pufferkapazität, die uns vor einer Übersäuerung schützt, begrenzt.

## Warum Entsäuerung so wichtig ist

Durch einseitige Beanspruchung und dauerhafte Überlastung kann das Säure-Basen-System aus der Balance geraten. Drei Faktoren sind dabei entscheidend.

**Faktor Nr. 1: Ernährung!** Chronische Übersäuerung ist die unvermeidliche Folge einseitiger Ernährung mit einem zu hohen Gehalt an tierischen Proteinen, Weißmehlprodukten und Zucker. Hinzu kommen Genussgifte wie Alkohol, Koffein und Nikotin.

**Faktor Nr. 2: Stress!** Dass Dauerstress zu Magen-Darm-Beschwerden führt, gehört zu den grundlegenden Erkenntnissen der psychosomatischen Medizin. Ob Sodbrennen, Magenschleimhautreizung oder Magengeschwüre – häufig sind seelische Leiden die Ursache für diese ernsthaften organischen Erkrankungen. Dass häufig eine schleichende Übersäuerung dahintersteckt, ist weniger bekannt.

**Faktor Nr. 3: Bewegungsmangel!** Die meisten Menschen bewegen sich zu wenig. Kein Wunder: Immer mehr Berufe werden im Sitzen ausgeübt. Gleichzeitig sind wir einer ständig wachsenden Arbeitsbelastung und dem damit verbundenen Stress ausgesetzt. Der notwendige Ausgleich durch körperliche Betätigung kommt dabei oft zu kurz – wegen Zeitmangel! Zahlreiche Studien belegen, dass langes Sitzen mit einer erhöhten Sterbewahrscheinlichkeit einhergeht. Experten vermuten, dass eine sitzende Tätigkeit die Entstehung von erhöhtem Blutdruck und Diabetes fördert. Doch das Problem ist nicht das Sitzen, sondern der Mangel an Bewegung.

Diese drei Faktoren bilden die Ursache für schwerwiegende Zivilisationskrankheiten wie Allergien, Bluthochdruck, Diabetes, Herz-KreislaufErkrankungen und Übergewicht. Hinzu kommen unspezifische Symptome wie ständige Müdigkeit, Kopfschmerzen, Hautprobleme, Verspannungen sowie Muskel- und Gelenkbeschwerden.

## Warum Stress »sauer« macht

Hier kommen mehrere Dinge zusammen:

1. Bei chronischer Überlastung werden Stresshormone wie Adrenalin, Cortisol und Noradrenalin ausgeschüttet. Diese Hormone haben nicht nur Einfluss auf Atmung, Verdauung und Durchblutung: Bei ihrem Abbau werden auch vermehrt Säuren produziert.
2. Menschen, die gestresst sind, atmen flach und verkrampft und dadurch uneffektiv. Die Folge: Es gelangt zu wenig Sauerstoff ins Blut und schädliche Stoffwechselprodukte können nur unzureichend abtransportiert werden.
3. Infolge der verminderten Sauerstoffversorgung kann der Organismus nicht genug Energie bereitstellen und erhöht gleichzeitig die Milchsäureproduktion.
4. Chronischer Stress vermindert unsere Regenerationsfähigkeit und frisst gleichzeitig Energie. Wir können nicht mehr richtig entspannen und zur Ruhe kommen, obwohl wir uns müde und ausgelaugt fühlen.

**Tipp:** Wenn du gestresst bist, musst du in Bewegung kommen. Du kannst das ausgeschüttete Adrenalin nämlich am besten wieder loswerden, indem du es durch körperliche Aktivität verbrauchst. Geh an die frische Luft, lauf ein paar Meter, atme tief und bewusst ein und aus. Ein Fünf-Minuten-Workout reicht oft schon aus.

## Detox – entgifte deinen Organismus

Während es sich bei Säuren um natürliche chemische Verbindungen handelt, die lediglich wieder in ein gesundes Gleichgewicht gebracht werden müssen, wird unser Organismus aber auch durch Stoffe belastet, die in jeder Hinsicht schädlich sind: Gifte! Besonders gefährlich wird es, wenn sie sich in unserem Organismus anreichern, wie zum Beispiel Schwermetalle. Über die folgenden drei Wege gelangen Gifte in unseren Stoffwechsel:

- Über die Nahrung: Schädliche Zusätze und Umweltgifte befinden sich in vielen Lebensmitteln und Kosmetikprodukten.
- Über das Wasser: In vielen Gebieten Deutschlands ist das Trinkwasser mit Nitrat und Hormonen belastet. Hauptverursacher sind industrielle Massentierhaltung und intensive konventionelle Landwirtschaft.
- Über die Atemluft: Vor allem in den Ballungsgebieten haben wir es mit einer hohen Feinstaub- und Schadstoffbelastung der Atemluft zu tun. Ein wesentlicher Faktor ist die Schadstoffemission von Dieselfahrzeugen.

Die gute Nachricht ist: Ein stabiler Organismus kann ein gewisses Maß an Belastungen kompensieren. Die schlechte: Sind unsere Abwehrkräfte chronisch überlastet und stark geschwächt, kann es zu Störungen unterschiedlichster Art kommen.

### Wie wir unser Gleichgewicht wiederfinden

In diesem Buch geht es darum, das Säure-Basen-Prinzip ganzheitlich zu betrachten und zu verstehen. Die Ernährung nimmt dabei eine Schlüsselrolle ein, doch zu einem gesunden Säure-Basen-Gleichgewicht gehört mehr. Es geht darum, unser ganzes Leben in eine gesunde Balance zurückzubringen! Denn Extreme, egal in welcher Hinsicht, sind fast immer gesundheitsschädlich:

- Zu viel oder zu wenig Arbeit
- Zu viel oder zu wenig Köpergewicht
- Zu viel oder zu wenig Bewegung
- Zu viel oder zu wenig Schlaf
- Zu viel oder zu wenig Freizeit

Arbeits- und Privatleben sollten in harmonischem Einklang zueinander stehen. Doch für viele ist Arbeit eine Pflichterfüllung, ein notwendiges Übel und damit ein Gegensatz zum »richtigen« Leben, das sich im heimischen Umfeld, also im Kreis von Freunden und Familie, abspielt. Die Konsequenz: Die Arbeit steht einseitig auf der »sauren« Seite, das Privatleben auf der »basischen«. Auf Dauer keine gesunde Aufteilung, denn wir sollten anstreben, uns in beiden Welten wohlzufühlen. Zu einem ganzheitlichen Säure-Basen-Gleichgewicht gehört die Arbeitswelt selbstverständlich dazu.

Im Idealfall können wir uns im Beruf sogar selbst verwirklichen, das heißt, unsere Talente und Fähigkeiten erfolgreich einsetzen und so nachhaltige Befriedigung erfahren. Zum Beispiel, indem wir die Erfahrung machen, gebraucht zu werden und entsprechende Wertschätzung zu erleben. Wird der Beruf hingegen zur dauerhaften Belastung, muss das Privatleben diesen Mangel ständig ausgleichen. Das wird irgendwann nicht mehr funktionieren. Denn auch in einem stark »basischen« Privatleben sind die Pufferkapazitäten irgendwann erschöpft. Spätestens dann wird es Zeit, aktiv zu werden und diesen Missstand zu beheben.

Kurzfristige »saure« Phasen im Berufsleben lassen sich durch basisches Privatleben abpuffern – dauerhafte Jobprobleme jedoch nicht!

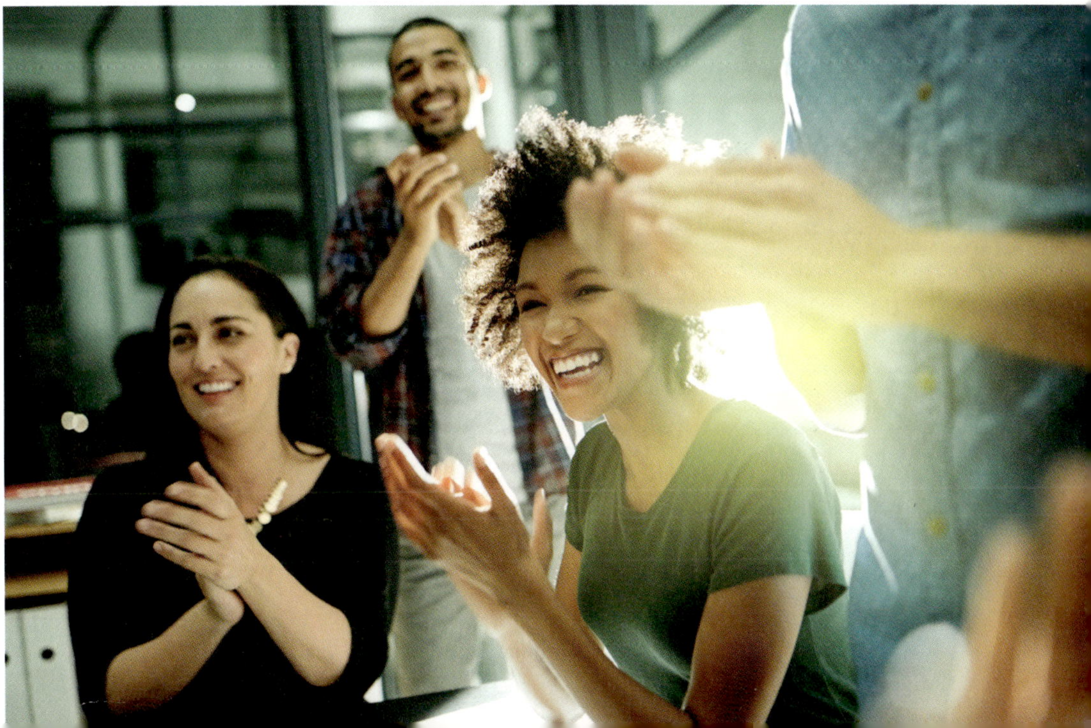

### Typische Symptome

Häufige Symptome eines gestörten Säure-Basen-Gleichgewichts sind Muskel- und Gelenkschmerzen, chronische Müdigkeit, Hautprobleme, Pilzinfektionen und chronisch entzündliche Prozesse wie Arthritis und Rheuma.

## Aus dem Gleichgewicht geraten – warum »sauer« dick macht

In dem Begriff »Gleichgewicht« steckt es bereits drin: das Wort »Gewicht«. Besteht ein Ungleichgewicht, führt das bei den Betroffenen meist zu mehr oder weniger stark ausgeprägtem Übergewicht. Wir wissen bereits: Einseitige Ernährung, Bewegungsmangel und chronischer Stress führen über kurz oder lang zu einer Übersäuerung unseres Organismus. Übersäuerung bedeutet, dass überschüssige Säure im Stoffwechsel nicht mehr neutralisiert werden kann und im Inneren unseres Körpers abgelagert wird. Neben den bereits genannten gesundheitlichen Problemen begünstigt eine chronische Übersäuerung vor allem die Volkskrankheit Übergewicht und das damit einhergehende, erhöhte Risiko Herz-Kreislauf- oder Krebserkrankungen zu entwickeln.

Mit der heutigen Ernährungsweise nehmen die meisten von uns zu wenig basische Lebensmittel wie Kartoffeln, Gemüse, Salate, reifes Obst und Vollkornprodukte mit der Nahrung auf. Säurebildner wie Fleisch, Wurstwaren, Käse, Weißmehlprodukte, Süßwaren, Softdrinks und Alkohol hingegen dominieren unseren Speiseplan. Die Folge: In unserem Stoffwechsel mangelt es an wichtigen Mineralstoffen wie Eisen, Kalium, Kalzium, Magnesium, Natrium und Zink – elementaren Bausteinen unseres Säurepuffersystems, das ständig daran arbeitet, schädliche Säuren zu binden und zu neutralisieren. Da wir diese Mineralstoffe nicht selbst produzieren können, ist unser Körper auf ständigen Nachschub über die Nahrung angewiesen. Fehlt der Nachschub, kommt es zu einem fatalen Raubbau an der eigenen Substanz: Unser Stoffwechsel bedient sich aus den Mineralstoffdepots in Fingernägeln, Haaren, Knochen und Gelenken.

## Dauerhaft schlank durch Säure-Basen-Gleichgewicht

In einem übersäuerten Organismus ist die natürliche Fettverbrennung gestört und verlangsamt. Diese Stoffwechselblockade führt in vielen Fällen zu mehr oder weniger stark ausgeprägtem Übergewicht, dem mit normalen Diäten nicht beizukommen ist. Der Grund: Säuren, die aufgrund einseitiger Ernährung nicht vollständig neutralisiert und ausgeschieden werden können, werden im Binde- und im Fettgewebe eingelagert. Dort erschweren sie den Fettstoffwechsel und die Fettverbrennung und führen so zu Übergewicht. Ein ausgeglichener Säure-Basen-Haushalt hingegen aktiviert unseren Stoffwechsel und löst bestehende Blockaden auf, wodurch eine dauerhafte Gewichtsreduktion möglich wird.

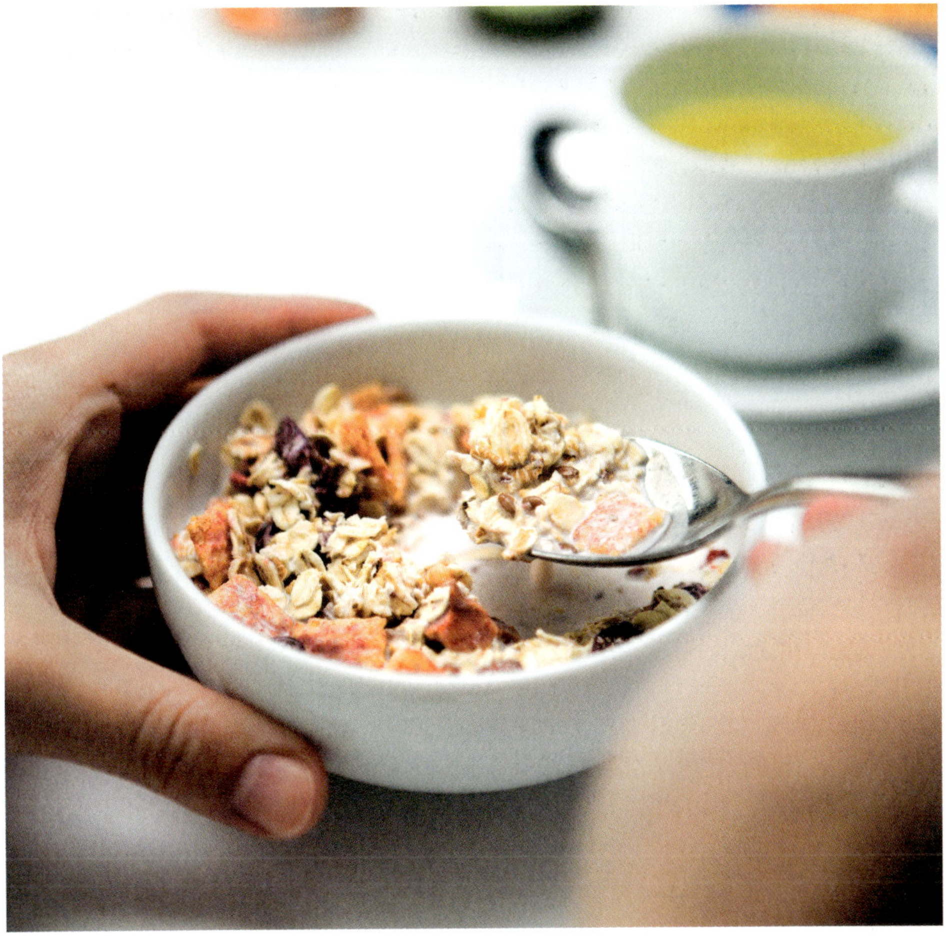

Um das Problem deutlich zu machen, siehst du in der Tabelle unten zwei exemplarische Ernährungsprotokolle. Ein typisch »saures« und ein überwiegend »basisches«. Wie gesagt, entscheidend ist nicht, was wir an einem einzelnen Tag essen, sondern unsere dauerhafte Ernährungsweise. Die Beispiele des »sauren« Ernährungstagebuchs spiegeln das Essverhalten vieler Menschen wider. Wenn du dich überwiegend auf der »sauren« Seite wiederfindest, solltest du unbedingt etwas ändern! Jetzt!

| Ernährungsprotokoll »SAUER« | Ernährungsprotokoll »BASISCH« |
|---|---|
| **Frühstück:**<br>Kaffee mit Milch und Zucker<br>Orangensaft<br>Croissant mit Nuss-Nugat-Creme oder Marmelade<br>Brötchen mit Wurst- und Käseaufschnitt<br>Weich gekochtes Ei | **Frühstück:**<br>Grüner Tee oder Kräutertee<br>Müsli aus Vollkornflocken (Hafer, Dinkel, Weizen), Trockenfrüchten, Nüssen, Banane und Joghurt |
| **Mittag:**<br>Colagetränk oder Apfelschorle<br>Pizza oder Bulette mit Kartoffelsalat oder Currywurst mit Pommes frites | **Mittag:**<br>Kartoffelsuppe oder Kürbis-Ingwer-Suppe |
| **Nachmittag:**<br>Cappuccino mit Zucker und ein Stück Kuchen | **Nachmittag:**<br>Cappuccino ohne Zucker und ein paar Vollkornkekse |
| **Abend:**<br>Bier oder Wein<br>Steak mit Salat oder belegte Brote mit Wurst und Käse | **Abend:**<br>Kräutertee, Gemüsesaft (Tomate, Rote Bete, Sauerkrautsaft)<br>Gemüsebratlinge zu buntem Salatteller |

# CHECKE DEINE ZIELE

Basisch zu leben und basisch zu essen kann dein Leben entscheidend verändern. Doch es ist sehr hilfreich, dir darüber im Klaren zu sein, welche Ziele du ganz persönlich erreichen willst. Denn nur, wer seine Ziele kennt, wird die nötige Motivation entwickeln, um Erfolg zu haben.

Ein klares Ziel zu definieren ist deshalb ein wichtiger erster Schritt zum Erfolg. Oft haben wir zunächst nur ein diffuses Gefühl. Wir spüren, dass etwas nicht stimmt, dass eine Situation uns nicht guttut, dass wir etwas verändern sollten. Oder wir fühlen uns komplett überfordert und wissen gar nicht, welches Problem wir zuerst lösen sollen. In beiden Fällen lohnt es sich, innezuhalten und uns darüber klar zu werden, was das Kernproblem ist. Hilfreich kann ein klärendes Gespräch mit dem Partner oder einem guten Freund sein. Menschen, die uns gut kennen und uns nahestehen, haben oftmals einen guten Blick dafür, was uns fehlt oder zu schaffen macht. Und sie nehmen Veränderungen unter Umständen besser wahr als wir selbst.

Große Ziele sollten wir in kleinere, leicht erreichbare Schritte aufteilen, so sind sie leichter zu erreichen. Basisch leben bedeutet auch, gut für sich selbst zu sorgen und sich nicht mit unrealistisch hohen Zielen zu überfordern. Denn sind wir erst mal gescheitert und deshalb frustriert, fällt es extra schwer, die Kurve für einen neuen Anlauf zu kriegen.

Im Folgenden findest du ein paar Ziele, die möglicherweise auf deine derzeitige Situation zutreffen könnten. Falls ja, ist das sehr gut. Dann kannst du gleich loslegen. Passen die Vorschläge nicht, hast du die Möglichkeit, deine ganz persönlichen Ziele zu notieren. Wichtig ist: Wähle maximal drei Ziele aus und triff anschließend die Entscheidung, welches der drei die absolute Priorität haben soll. Das ist dann dein primäres Ziel. Darauf wirst du dich ausrichten. Anschließend nimmst du dir ein Blatt Papier und definierst konkrete, realistische Zwischenschritte auf dem Weg zu deinem Ziel. Zu jedem Schritt gehören die Zeitangabe, bis wann das Teilziel erreicht werden soll, sowie Stichpunkte zur Strategie.

## Meine drei Hauptziele:

- ○ Wohlfühlgewicht erreichen
- ○ Körperliche Fitness steigern
- ○ Bessere Konzentrationsfähigkeit
- ○ Genussgifte wie Alkohol, Kaffee oder Süßigkeiten reduzieren
- ○ Stress abbauen, runterkommen, besser schlafen
- ○ Magen-Darm-Probleme in den Griff bekommen
- ○ Weniger oft Kopfschmerzen haben
- ○ Mehr Spaß und Lebensfreude verspüren
- ○ Morgens leichter aus dem Bett kommen

Meine individuellen Ziele:

- ........................................
- ........................................
- ........................................
- ........................................

Mein wichtigstes Ziel: ........................................

Zwischenschritte auf dem Weg zu meinem Ziel:

- ........................................
- ........................................
- ........................................
- ........................................

Meine Strategie:

- ........................................
- ........................................
- ........................................
- ........................................

## Bin ich übergewichtig und sollte ich abnehmen?

Viele Menschen möchten abnehmen, das ist ihr vorrangiges Ziel. Doch nicht bei jedem, der sich zu dick fühlt, liegt tatsächlich Übergewicht vor. Darum ist es zunächst einmal sinnvoll, die Frage »Übergewicht, ja oder nein?« zweifelsfrei zu klären.

Du hast bestimmt schon einmal vom sogenannten Body-Mass-Index (BMI) gehört. Bei der Berechnung des BMI wird das Gewicht in Relation zur Körpergröße gebracht (Gewicht in Kilogramm geteilt durch Körpergröße in Metern zum Quadrat). Laut Weltgesundheitsorganisation (WHO) gelten Menschen mit einen Body-Mass-Index ab 25 als übergewichtig. Fettleibigkeit beziehungsweise Adipositas beginnt bei einem Body-Mass-Index von 30. Doch der BMI ist nur eine grob vereinfachte Formel, die zwei entscheidende Faktoren völlig außer Acht lässt – das Verhältnis zwischen Fettdepots und Muskelmasse und die Fettverteilung! Zur Beurteilung des Gesundheitsrisikos sind aber gerade diese Faktoren entscheidend. Wenig Muskelmasse zugunsten eines hohen Fettanteils erhöhen das Risiko. Haben sich die Fettdepots vor allem in der Körpermitte gebildet, steigt das Risiko weiter, denn das sogenannte viszerale Bauchfett gilt als besonders gesundheitsgefährdend. Eine einfache und zuverlässige Methode zur Ermittlung der Fettverteilung ist die Messung des Bauchumfangs. Er wird zwei Fingerbreit oberhalb der Oberkante des Beckens gemessen (etwa auf Höhe des Bauchnabels) und gibt Aufschluss darüber, wie ausgeprägt das viszerale Fettgewebe ist. Damit sind die Fettdepots gemeint, die sich im Bauchraum an den inneren Organen bilden. Dieses innere Bauchfett gilt als besonders ungünstig, weil es über hormonelle Prozesse den Fett- und Kohlenhydratstoffwechsel beeinflusst. Bei Frauen besteht bei einem Bauchumfang ab 80 Zentimetern, bei Männern ab 94 Zentimetern ein erhöhtes Risiko für Herz-Kreislauf-Erkrankungen wie Herzinfarkt und Schlaganfall sowie für Diabetes Typ 2. Als stark erhöht gilt dieses Risiko für Frauen ab einem Bauchumfang von 88 Zentimetern und für Männer ab 102 Zentimetern.

Konzentriert sich die Fettverteilung vorzugsweise auf die Körpermitte, spricht man auch vom »Apfeltyp«, der bei Männern besonders häufig zu beobachten ist. Als risikoärmer gilt die für eine weibliche Figur typische hüft-, po- und oberschenkelbetonte Fettverteilung, der sogenannte Birnentyp.

Wie ist es bei dir? Ist dein Bauchumfang zu groß, der Fettanteil zu hoch? In diesem Fall kann dir dieses Buch helfen, wieder dein Gleichgewicht zu finden und nachhaltig abzunehmen. Der folgende Test hilft dir einzuschätzen, ob du eher basisch oder sauer lebst.

## Teste dich: Wie basisch oder sauer lebst du?

Übersäuerung und eine gestörte Entgiftung sind nicht nur Folge einseitiger Ernährung. Auch Bewegungsmangel, Stress und Probleme im Privatleben belasten unser System. Mithilfe des folgenden Tests kannst du dein persönliches Belastungslevel ermitteln.

### Immer müde?

Wenn du dich auch nach ausreichend Schlaf häufig nicht fit und leistungsstark fühlst, sondern eher schlapp und müde, liegt häufig eine chronische Belastung des Stoffwechsels vor. Dein Entgiftungssystem ist überlastet, dein Immunsystem geschwächt. Müdigkeit ist der Schmerz der Leber, sagt man, denn die Leber – unser wichtigstes Entgiftungsorgan – sendet keine Schmerzsignale. Ist sie überfordert und geschwächt, kann sie nicht mehr effektiv arbeiten. Die Folge: Mehr und mehr Giftstoffe lagern sich im Körper ab.

Wie ist es bei dir? Bist du immer müde?

○ trifft zu ○ trifft zum Teil zu ○ trifft nicht zu

### Keine Diät hilft?

Wenn du dein Gewicht nicht in den Griff bekommst und überflüssige Pfunde trotz mehrfacher Diätversuche einfach nicht loswirst, kann eine Übersäuerung des Stoffwechsels vorliegen. Schlacken und Gifte werden ins Fettgewebe verschoben, denn das Fett schützt deinen Organismus vor den schädlichen Stoffen. Solange diese im Fettgewebe eingelagert sind, kann dein Körper das Fett jedoch nicht abbauen. Durch eine Detox-Kur werden Schlacken und Gifte ausgeleitet und abtransportiert. Anschließend fällt die Gewichtsabnahme deutlich leichter.

Schlagen Diäten bei dir nicht an?

○ trifft zu ○ trifft zum Teil zu ○ trifft nicht zu

### Chronische Verstopfung?

Gestörte Entgiftung und Übersäuerung führen häufig zu einer Störung der Darmflora und in der Folge zu chronischer Verstopfung. Das Problem: Durch die Darmträgheit wird das Entgiftungsvermögen weiter gestört und verlangsamt. Denn wenn der Stuhl zu lange im Darm verweilt, haben Schadstoffe Zeit, wieder in den Blutkreislauf zu gelangen. So kann sich die Belastung weiter erhöhen – ein Teufelskreis setzt ein. Mögliche Folgen: Kopfschmerzen, Reizmagen, Schmerzen und Müdigkeit.

Leidest du unter chronischer Verstopfung?

○ trifft zu ○ trifft zum Teil zu ○ trifft nicht zu

### Häufig Muskel- oder Gelenkschmerzen?

Muskel- oder Gelenkschmerzen nach starker körperlicher Beanspruchung sind normal. Treten derartige Beschwerden jedoch auch ohne vorherige Aktivitäten auf, kann das auf einen erhöhten Säurespiegel und mangelhafte Entgiftungsleistung hindeuten. Schlacken und Schadstoffe werden dann im Muskelgewebe oder in den Gelenken abgelagert und können dort zu schmerzhaften entzündlichen Prozessen und Gewebeschäden führen.

Wie ist es bei dir: Leidest du häufig unter Muskel- oder Gelenkschmerzen?

○ trifft zu ○ trifft zum Teil zu ○ trifft nicht zu

### Schlechte Haut?

Was viele nicht wissen: Unsere Haut ist ebenfalls ein wichtiges Entgiftungsorgan. Akne, Hautausschläge, Juckreiz und Schwellungen im Bereich der Augen deuten darauf hin, dass dein Organismus unter Stoffwechselproblemen leidet. Arbeiten Leber, Nieren und Darm bereits am Limit, wird häufig die Haut zur Ausleitung von Abbauprodukten herangezogen.

Neigst du zu schlechter Haut?

○ trifft zu ○ trifft zum Teil zu ○ trifft nicht zu

### Ständig gereizt?

Schlechte Laune, Unzufriedenheit, Ungeduld und emotionale Überreaktionen deuten auf eine mentale Überlastung hin. Häufig ist die Ursache im beruflichen Umfeld zu finden, manchmal auch im Privatleben. Unabhängig davon, woher die Überforderung kommt, schwächt chronischer Stress unser gesamtes System. Die Folgen: verminderte Abwehrkräfte, mangelhafte Entgiftungsleistung, gestörte Regenerationsfähigkeit und eine geringere Pufferkapazität gegen Säuren.

Wie ist es bei dir? Bist du ständig gereizt?

○ trifft zu ○ trifft zum Teil zu ○ trifft nicht zu

### Auswertung

Wenn keine der genannten Belastungen auf dich zutrifft – Glückwunsch! Du kannst das Buch beiseitelegen. Dein Leben verläuft offensichtlich im rein »basischen« Bereich. Je häufiger du jedoch »trifft zu« oder »trifft zum Teil zu« angekreuzt hast, desto wichtiger ist es, dass du dich mit den Themen Entgiftung und Entsäuerung beschäftigst. Die Detox-Stoffwechselkur ist vielleicht der optimale Einstieg für dich in ein neues, basisches Leben.

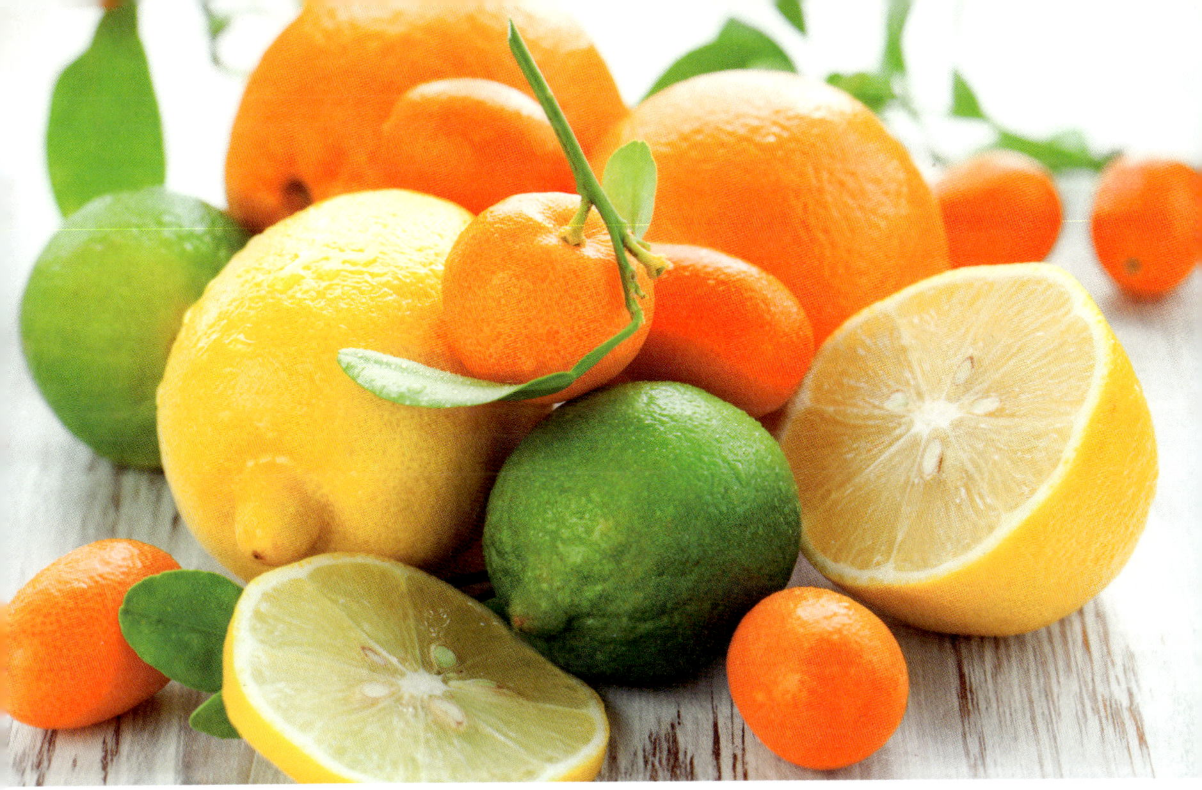

# SÄUREN UND BASEN IN UNSEREM STOFFWECHSEL

Die Übersäuerung unseres Stoffwechsels ist heute ein allgegenwärtiges Problem. Einseitige Ernährung, Stress und der Mangel an körperlicher Bewegung führen zu einer dauerhaften Überforderung unseres Organismus. Chronische Beschwerden wie Müdigkeit, Verspannungen, Magen-Darm-Störungen, mangelnde Leistungsfähigkeit und Übergewicht sind häufige Folgen.

Helfen kann eine basische Ernährung, doch unsere Geschmacksnerven sind leider kein besonders guter Ratgeber, wenn es um die Beurteilung und Unterscheidung basischer und säurebildender Lebensmittel geht. Sauer bedeutet nämlich nicht gleich Säure. Zum Beispiel die Zitrone: Die finden wir besonders sauer. Doch gerade Südfrüchte enthalten reichlich basische Substanzen in Form von organisch gebundenen Mineralstoffen wie Kalium, Kalzium und Magnesium. Im Körper wirkt Zitronensaft deshalb basisch und nicht sauer, denn die Mineralstoffe binden und neutralisieren Säuren, sodass diese ausgeschieden werden können. Wie funktioniert das?

Basen sind chemisch betrachtet das genaue Gegenteil von Säuren. Daher heben sie sich in ihrer Wirkung gegenseitig auf. Säuren geben positiv geladene Teilchen ab, die sogenannten Protonen. Basen, wie zum Beispiel die in Südfrüchten enthaltenen Mineralstoffe, nehmen diese Protonen auf und neutralisieren sie auf diese Weise. Grundsätzlich gilt: Säuren müssen an Basen gebunden werden, damit sie ausgeschieden werden können! Basen sind in erster Linie Mineralstoffe wie Kalzium, Kalium, Magnesium, Eisen und Zink.

Säurebildend sind viele Lebensmittel, von denen wir es im ersten Moment gar nicht vermuten würden. So werden zum Beispiel eiweißreiche Lebensmitteln in unserem Stoffwechsel zu Säure umgewandelt. Der Grund: Proteine haben einen hohen Schwefelgehalt. Der Schwefel wird in unserem Stoffwechsel zu Schwefelsäure abgebaut und muss anschließend von Basen gepuffert und so neutralisiert werden. Auf diese Weise werden ständig Basen verbraucht, was das Puffersystem belastet, das Säuren und Basen im Gleichgewicht halten soll. Das Problem: Wir konsumieren ein Übermaß an Proteinen, denn wir essen viel zu viel Fleisch, Fisch, Wurst, Eier und Milchprodukte.

Auch aus Süßem kann Säure werden. Dies geschieht, wenn zu wenig Sauerstoff in den Zellen verfügbar ist, um den Zucker zu Kohlenstoffdioxid zu verbrennen. Die Folge ist eine anaerobe, also sauerstofflose Verbrennung, bei der aus Zucker Milchsäure gebildet wird. Der Abbau von Milchsäure belastet dann das Puffersystem im Blut.

Von Übersäuerung spricht man, wenn das Säure-Basen-System zum Beispiel durch zu viel Eiweiß und Zucker in der Ernährung aus dem Gleichgewicht gerät. Die Folge: Unser Stoffwechsel scheidet zu wenig Säure aus. Wenn die Pufferkapazitäten im Blut aufgebraucht sind, müssen die Säuren auf andere Art und an anderen Orten neutralisiert werden. Häufig ist dann das Bindegewebe betroffen, weil es in der Lage ist, viel Säure einzulagern.

Oft ist zu lesen, dass man eine Übersäuerung des Organismus über den Säuregrad des Urins nachweisen kann. Das ist nicht richtig. Säuren und Basen werden nämlich vollständig als neutrale Salze ausgeschieden – eine Aufgabe, die unsere Nieren übernehmen, damit aggressive Säuren uns nicht die Blase verätzen. Diese Salze führen jedoch zu keinem Ausschlag auf den üblichen pH-Messstreifen.

Das Lackmuspapier erkennt nämlich nur die Säuren, nicht ihre Salze. Fazit: Ein pH-neutraler Urin ist leider kein Beweis für ein intaktes Säure-Basen-Gleichgewicht. Er zeigt nur, dass die Nieren ihren Job machen – auch wenn sie möglicherweise bereits am Limit sind.

Eine Schlüsselrolle für das Säure-Basen-Gleichgewicht in den Zellen hat die Konzentration von Kaliumionen. Fehlen den Zellen nämlich positiv geladene Kaliumionen, strömen zum Ausgleich »saure« Protonen hinein. Für eine erfolgreiche Entsäuerung muss daher genügend Kalium vorhanden sein. Kaliumreiche Lebensmittel wie Gemüse, Obst und Vollkornprodukte wirken daher einer Übersäuerung entgegen. Dies belegt zum Beispiel eine Studie von Stoffwechselexperte Michael Boschmann und Kollegen an der Charité Berlin aus dem Jahr 2017.

Die Regenerationsfähigkeit unseres Körpers nimmt mit zunehmendem Alter ab. Schlaf ist ein gutes Beispiel dafür: Mit zwanzig feiert man ganze Nächte durch und geht am nächsten Morgen zum Job oder an die Uni. Zehn Jahre später sieht das schon anders aus, und je älter wir werden, desto wichtiger und länger werden die Regenerationsphasen nach außergewöhnlichen Belastungen. Darauf muss jeder Rücksicht nehmen. Das gilt auch für unser Säurepuffersystem. Spätes Essen, viel Wein und starker Kaffee machen vielen von Jahr zu Jahr mehr zu schaffen. Besonders wichtig: Bei Lungenerkrankungen oder Nierenleiden ist die Pufferfähigkeit unter Umständen stark herabgesetzt.

## Lebenswichtige Pufferkapazität

Puffersysteme sind für den menschlichen Organismus von lebenswichtiger Bedeutung. Unser Blut und die Stoffwechselprozesse in unseren Körperzellen können ihre Aufgaben nur bei einem sehr konstanten pH-Wert erfüllen. Ohne wirksame Puffersysteme würden bereits kleinste Mengen Säure (zum Beispiel Milchsäure aus dem Energiestoffwechsel) genügen, um lebenswichtige Stoffwechselprozesse zu beeinträchtigen, weil eine Reihe von Eiweißbausteinen denaturiert und unbrauchbar gemacht würde.

## Problem Harnsäure

Purine sind wichtige Bausteine der Nukleinsäuren, aus denen die Erbinformation (DNA und RNA) aufgebaut ist, die in jeder Körperzelle als Bauplan vorliegt. In einem gesunden Organismus besteht ein Gleichgewicht zwischen dem Auf- und Abbau von Purinen. Beim Abbau dieser komplexen Säuremoleküle entsteht Harnsäure. Etwa ein Gramm davon produziert unser Organismus pro Tag. Da es sich um ein Endprodukt unseres Stoffwechsels handelt, muss die Harnsäure ausgeschieden werden. 80 Prozent dieser Aufgabe übernehmen die Nieren, 20 Prozent werden mit dem Stuhl über den Darm ausgeschieden.

Ist unser Stoffwechsel mit dem Abbau der Harnsäure überfordert, setzt eine folgenschwere Reaktion ein. Steigt die Harnsäurekonzentration über einen bestimmten Wert – bei Frauen 6, bei Männern 7 Milligramm pro Deziliter (mg/dl) Blut –, kristallisiert diese aus. Winzige, scharfkantige Kristalle lagern sich nun in Gelenken, Sehnenscheiden, Schleimbeuteln, im Unterhautgewebe und in den Nieren ab. Die Folge: schmerzhafte entzündliche Prozesse in den betroffenen Bereichen, die im Volksmund als »Gicht« bezeichnet werden. Im Ärztejargon heißen derart chronisch erhöhte Harnsäurewerte Hyperurikämie. Die Harnsäurekonzentration kann sowohl im Blut als auch im Urin nachgewiesen werden.

Ein erhöhter Harnsäurespiegel kann angeborene Ursachen haben, meist jedoch hängt er mit einer einseitigen Ernährung zusammen. Lebensmittel, die besonders viel Purine enthalten und somit säurebildend wirken, sind Fleisch, Fisch und Geflügel. Die beste Therapie ist deshalb: eine basische Ernährung!

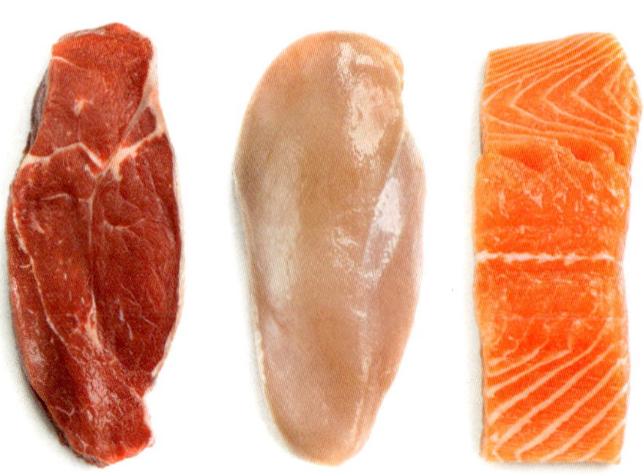

### Nahrungsmittelunverträglichkeit durch Übersäuerung

Immer mehr Menschen haben Probleme mit Nahrungsmitteln. Unverträglichkeiten gegen Gluten, Fruktose oder Laktose sind weitverbreitet. Solche Beschwerden können ihren Ursprung in einem durch chronische Übersäuerung und Umweltgifte geschwächten Organismus haben – zum Beispiel, weil Enzyme, die in einem gesunden Verdauungstrakt aktiv sind, aufgrund gestörter pH-Werte nicht richtig arbeiten können. Durch die ständige Belastung und Schwächung wird unser Stoffwechsel immer sensibler und entwickelt schließlich Intoleranzen gegen harmlose Nahrungsbestandteile wie Weizen oder Milchzucker.

## Die bittere Wahrheit: Zucker macht dick und krank

Wir haben ein süßes Problem: Zucker macht krank und übersäuert. Doch es ist nicht nur der sichtbare Zucker, den wir als Schokolade, Eiscreme oder Gummibärchen genießen – es ist auch der unsichtbare Zucker, der sich in einer Vielzahl von handelsüblichen Fertigprodukten versteckt! Denn in vielen lauern ungeahnt hohe Zuckeranteile, zum Beispiel in Fruchtjoghurt (16 Prozent), Ketchup (32 Prozent), Krautsalat (15 Prozent) oder Salatdressing (12 Prozent). Mehr als die Hälfte unseres durchschnittlichen Verbrauchs schleicht sich so in die Ernährung ein, oft in Lebensmitteln, in denen man überhaupt keinen Zucker vermutet! Insgesamt kommen auf diese Weise für jeden von uns durchschnittlich etwa 100 Gramm pro Tag zusammen – das Vierfache der empfohlenen Menge. Denn die neueste von der WHO verabschiedete Empfehlung lautet: Konsumiere nicht mehr als 25 Gramm Zucker pro Tag – und achte auf versteckten Zucker!

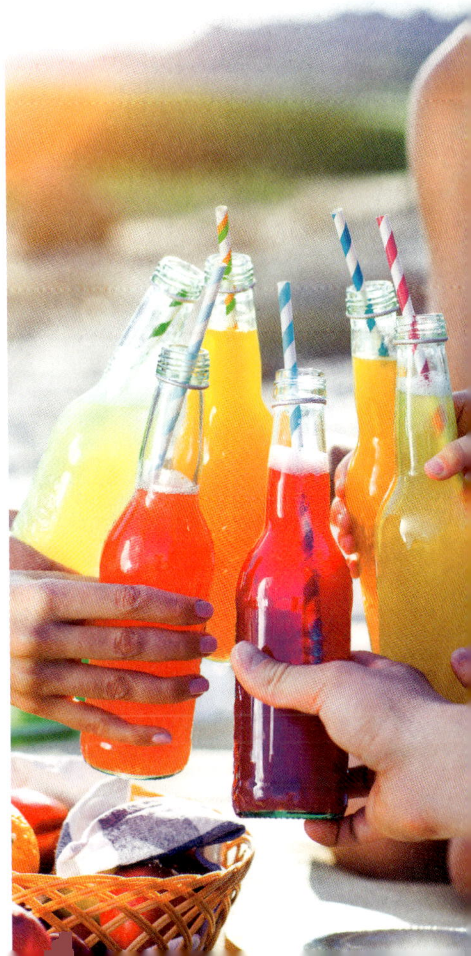

Doch ausgerechnet wir Deutschen sind Europameister im Verbrauch von gesüßten Brausen, Säften, Sport- und Heißgetränken. Allein durch diese zuckerhaltigen Flüssigkeiten erreichen wir schon das Limit von 25 Gramm, das ergaben aktuelle Forschungen der City University London. Kein Wunder, dass unser Gesamtverbrauch also viel höher liegt! Die Folge: Laut Deutscher Adipositas Gesellschaft leiden rund 60 Prozent der Deutschen an Übergewicht, Tendenz steigend. Diabetes Typ 2 und Herz-Kreislauf-Erkrankungen nehmen epidemische Züge an.

## Gesunde Energiewende

Chemisch betrachtet gehören alle Zuckerarten zu den Kohlenhydraten, der Stoffgruppe, die durch Photosynthese gebildet wird und den größten Teil unserer Biomasse ausmacht. Kohlenhydrate sind biologisch gebundene Sonnenenergie und damit der wichtigste physiologische Energieträger in der Natur. Sie sind unser Treibstoff und daher unverzichtbar. Wir »tanken« ihn, indem wir Nahrung aufnehmen.

Es kommt allerdings auf die richtige Auswahl an. Empfehlenswert sind nämlich nur komplexe Kohlenhydrate, wie sie in Vollkornprodukten, Hülsenfrüchten und Gemüse vorliegen, denn deren hoher Anteil an Vielfachzuckern sorgt für eine gleichmäßige Energieversorgung, bei der es zu keiner Übersäuerung kommt.

Ganz anders verhält es sich bei industriell erzeugten Zuckerarten wie dem aus Mais- oder Weizenstärke mithilfe gentechnisch veränderter Enzyme erzeugten High-Fructose Corn Syrup, kurz HFCS, den die Lebensmittelindustrie in großem Stil verarbeitet und sowohl Getränken als auch vielen Fertigprodukten zusetzt. Zahlreiche Studien belegen, dass bereits 40 bis 50 Gramm pro Tag zum sogenannten metabolischen Syndrom führen können – dem fatalen Zusammenwirken von Übergewicht, Bluthochdruck, Insulinresistenz und einem gestörten Fettstoffwechsel. Zudem löst ein Übermaß an Zucker im Darm Gärungsprozesse aus, die eine zusätzliche Säurebelastung hervorrufen.

## Ein Hoch auf die Pflanzen: wunderbares Chlorophyll!

Chlorophyll ist ein echtes Wunderwerk, denn der grüne Farbstoff bildet die natürliche Energiequelle unseres Planeten. Bei der sogenannten Photosynthese werden aus Kohlendioxid und Wasser mithilfe des Sonnenlichts Sauerstoff und Kohlenhydrate (Zucker) erzeugt. Das Ergebnis: Atemluft und Energie für alles, was auf der Erde lebt. Eine weitere Besonderheit macht Chlorophyll besonders wichtig für unsere Gesundheit: Es gleicht unserem Blut bis auf eine entscheidende Kleinigkeit. Im Zentrum unseres Blutfarbstoffes befindet sich ein Eisenmolekül, während das Chlorophyll an einen Magnesiumkern gebunden ist. Je mehr Chlorophyll ein Lebensmittel enthält, umso höher ist sein gesundheitlicher Nutzen:

- **Bessere Verwertung:** Spurenelemente wie Eisen und Magnesium lassen sich durch Chlorophyll effektiver vom Körper nutzen, da die Resorption gesteigert wird. So unterstützen pflanzliche Lebensmittel, die viel Chlorophyll enthalten, nachweislich die Wirkung von Eisenpräparaten zur Blutbildung. Auch dem weit verbreiteten Magnesiummangel kann durch chlorophyllhaltige Nahrungsmittel vorgebeugt werden.

- **Effektive Entgiftung:** Chlorophyll ist aufgrund seiner chemischen Struktur in der Lage, Schwermetalle zu binden, sodass sie über den Darm ausgeschieden werden können. Zudem blockiert Chlorophyll die Resorption von schädlichen Stoffen aus dem Verdauungstrakt und beschleunigt deren Ausleitung.

- **Wirksamer Krebsschutz:** Studien belegen, dass grünes Blattgemüse das Darmkrebsrisiko mindern kann. Der Grund: Das darin enthaltene Chlorophyll schützt die Darmschleimhaut vor schädlichen Einflüssen und unkontrolliertem Zellwachstum.

- **Verbesserte Vitamin- und Mineralstoffversorgung:** Da der phänomenale Pflanzenfarbstoff vor allem in grünem Gemüse enthalten ist, ergibt sich eine positive Nebenwirkung für alle Menschen, die viel Chlorophyll über die Nahrung aufnehmen. Gleichzeitig gelangen nämlich wertvolle Vitamine und Mineralstoffe sowie gesunde Fettsäuren und essenzielle Aminosäuren in unseren Stoffwechsel.

## In welchen Lebensmitteln steckt viel Chlorophyll?

Besonders reich an Chlorophyll sind alle grünen Blattgemüse wie Feldsalat, Grünkohl, Mangold und Spinat. Auch Broccoli, grüne Erbsen, Gurken, Kohlrabi und Zucchini sind voll davon. Zudem enthalten Küchenkräuter viel Chlorophyll, zum Beispiel Dill, Koriander, Petersilie, Schnittlauch und Bärlauch. Besonders effektiv zur Chlorophyllaufnahme: Green Smoothies! Hier ein schnelles Rezept, das auch mit einem ganz normalen Stabmixer funktioniert:

# APFEL-BIRNEN-SMOOTHIE

*Zutaten*

2 vollreife, mürbe Äpfel (z. B. Jonagold) oder Birnen (z. B. Williams Christ)

125 g Feldsalat oder Babyspinat

100 ml Wasser

1. Äpfel beziehungsweise Birnen abspülen, trocken reiben und in Viertel schneiden, Kerngehäuse entfernen.
2. Feldsalat beziehungsweise Babyspinat waschen, trocken schleudern und grob hacken.
3. Alle Zutaten in ein Gefäß mit hohem Rand geben und mit dem Stabmixer pürieren.

# DEIN NEUES BASISCHES LEBEN – SO GEHT'S

Unser Organismus ist eine komplizierte Sache. Eine Vielzahl biologischer Prozesse greift ineinander, um Leben zu ermöglichen und aufrechtzuerhalten. Die Wissenschaft konnte viele dieser Mechanismen entdecken und verstehen, manches aber liegt noch in völligem Dunkel. Klar ist: Leben bedeutet Stoffwechsel und Stoffwechsel verbraucht Energie. Wo Energie verbraucht wird, entstehen Abbauprodukte, die entsorgt werden müssen. Dabei sind drei Faktoren von Belang:

- Wie effektiv ist die Verbrennung?
- Welche Verbrennungsrückstände entstehen?
- Können diese Rückstände schadlos »entsorgt« werden?

Nicht anders als bei der Heizung in Haus und Wohnung oder bei den Verbrennungsmotoren von Fahrzeugen lautet daher die entscheidende Frage: Wie vollständig wird der Energieträger in Energie umgewandelt? Vielleicht fragst du dich: Was hat das mit meinem Essen zu tun? Ganz einfach: Je sauberer die Nahrung ist, die wir zu uns nehmen, desto weniger Probleme treten bei der »Verbrennung«, sprich Verdauung auf.

Qualitativ schlechte und unausgewogene Ernährung oder auch nur schlechtes Kauen führen zu einer unvollständigen Verbrennung. Die Folge: ein übersäuerter und mit Stoffwechselschlacken belasteter Organismus. Die gute Nachricht: Der Körper verfügt über eine enorme Regenerationsfähigkeit. Sobald wir das Steuer herumgerissen haben, setzen positive Prozesse ein. Stellen wir unsere Ernährung auf schadstoffarme, basische Kost um und setzen auf die Selbstreinigungskraft unseres Organismus, können wir uns schon bald über die eintretenden Erfolge freuen. Als Faustformel gilt dabei: Gesund im Sinne einer basischen und schadstoffarmen Ernährung sind:

- Obst und Gemüse und jegliche Pflanzenkost aus biologischem Anbau
- Vollkornprodukte oder traditionell hergestellte, naturbelassene Getreideerzeugnisse
- Stilles Wasser und Kräutertees

## Gesunde Zutaten für ein basisches Leben

Der Vergleich, den wir zur Verdeutlichung des Energiestoffwechsels herangezogen haben, gilt auch für das geistige Leben. Auch die Seele benötigt »Nahrung«, auch das Gemüt braucht ständig neue Energie, und zwar in Form von Anregungen, Aufgaben, Erlebnissen, Zuneigung und Zärtlichkeit. Übermäßiger Fernseh- und Medienkonsum (auch PC und Smartphone), effekthascherische Spielfilme und oberflächliche, banale Serien, die mit ultralangen Werbeblöcken durchsetzt sind, ja selbst seriöse Nachrichten- und Reportagesendungen mit schockierenden, schwer zu ertragenden Inhalten kann man durchaus als Seelenbelastung empfinden, die wir verarbeiten und wieder loswerden müssen. So wie du darauf achten solltest, was du an Nahrung in deinen Körper lässt, solltest du auch deine »seelische Nahrung« auf den Prüfstand stellen.

Körper, Seele und Geist bilden eine Einheit. Auch in der Schulmedizin erleben wir derzeit eine Rückbesinnung auf diese Erkenntnis. Immer mehr Ärzte richten sich neu aus, weg von einer reinen Verschreibungs- und Apparatemedizin hin zu naturheilkundlichen, ganzheitlichen Behandlungsmethoden, bei denen der Mensch mit seinen unterschiedlichen Aspekten mehr im Mittelpunkt steht.

### Detox und ganzheitliches Denken

Entgiften, ausschwemmen, entsäuern: Unser Leben soll sauberer, gesünder, lebenswerter werden. Wir können vieles tun, um dieses Ziel zu erreichen. Die Natur ist ein großer komplexer Organismus, in dem alles mit allem zusammenhängt! Einige dieser globalen Zusammenhänge sind bekannt, vieles liegt noch im Dunkeln. Doch eines ist klar: Nur durch ganzheitliches Denken und Handeln lassen sich Umweltprobleme lösen. Natürlich ist vor allem die Politik gefragt. Doch auch jeder Einzelne von uns trägt Verantwortung und wir haben mehr Macht, als wir denken: die Macht des Konsumenten! Zum Beispiel, indem wir Fleisch aus tierquälerischer Massentierhaltung ablehnen, keine überdimensionierten Autos kaufen und Produkte, die in Plastik verpackt sind, möglichst meiden.

Auch die Vorteile einer basischen Ernährung sollen hier nicht isoliert betrachtet, sondern in einen ganzheitlichen Zusammenhang gestellt werden. Ernährung ist zwar ein sehr wichtiger Faktor, doch letztlich hängt auch hierbei alles mit allem zusammen. Unseren Säure-Basen-Haushalt wieder in eine gesunde Balance zu bringen ist ebenso wichtig wie die »mentale« Entsäuerung! Was ist damit gemeint?

Beruf und Privatleben, Karriere und Familie, Anspannung und Entspannung, Einatmung und Ausatmung – unser Leben ist vom Spannungsfeld der Gegensätze geprägt. Jede einseitige Belastung braucht einen Ausgleich, um wieder in ein harmonisches Verhältnis zu gelangen. So kann zum Beispiel eine Sport- oder Bewegungseinheit vor oder nach einem stressigen Arbeitstag im Büro zu Entspannung und Ausgleich führen. Auch Yoga, autogenes Training, Tai-Chi und Meditation dienen der Neutralisation unserer einseitig »sauren« modernen Lebensweise.

Hilfreich und ausgleichend sind auch die folgenden Aspekte, die die Lebensqualität erhöhen:

- Spaß an der Arbeit und Freude am Leben (Work-Life-Balance)
- Ein erfülltes Privatleben mit viel Liebe und Zuneigung
- Erholsamer Schlaf
- Innere Ruhe und Ausgeglichenheit
- Zeit und Muße für künstlerische Tätigkeit
- Bewegung in der Natur

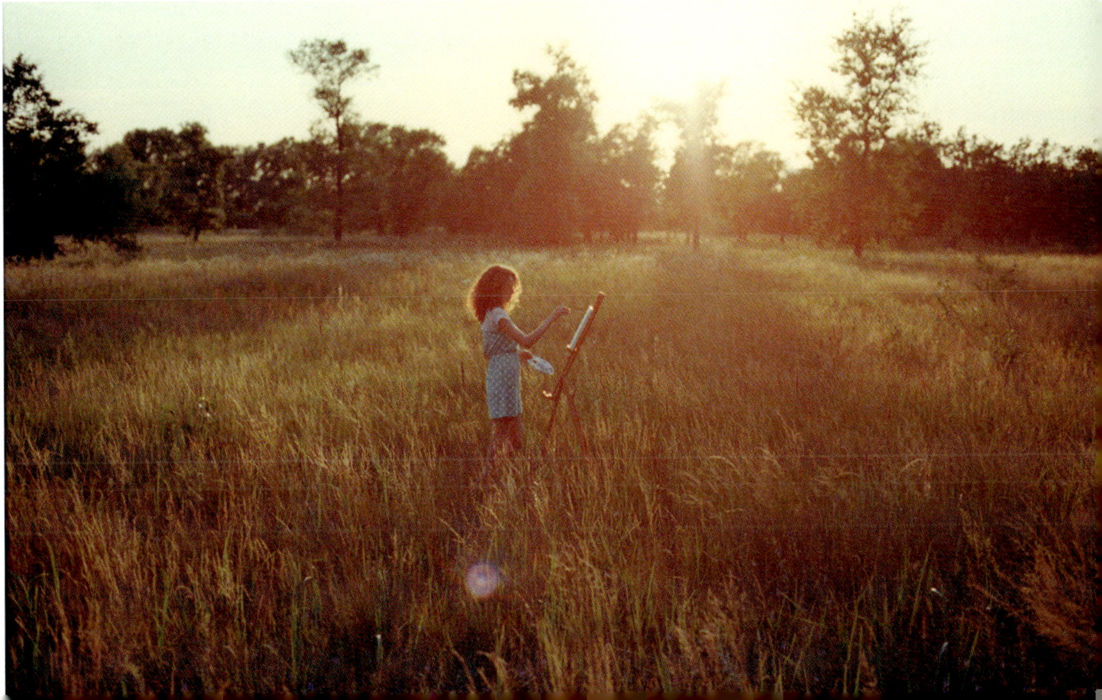

Problematisch wird es, wenn eine stressbetonte berufliche Belastung und eine einseitig von Fertigprodukten und Junkfood geprägte Ernährung zusammenkommen. Von zwei Seiten in die Zange genommen, hat unser Organismus keine Chance, den Ausgleich zu schaffen, um wieder in eine gesunde Harmonie zu gelangen. Leider ist das heute bei vielen Menschen der Fall. Die steigende Zahl chronischer Erkrankungen ist die Folge.

Eine gesunde und basenbetonte Ernährung ist imstande, Stress bis zu einem gewissen Grad abzupuffern (bezeichnenderweise spricht man in der Chemie ebenfalls vom Puffern, wenn Säuren oder Basen neutralisiert werden).

## Detox your supermarket

In einem großen Supermarkt finden sich im Durchschnitt rund 25 000 Artikel. Kein Wunder, dass wir die Übersicht verlieren und am Ende Produkte in unserem Einkaufswagen landen, die nicht auf dem Zettel standen.

Doch das eigentliche Problem sind die vielen industriell hergestellten Produkte. Wir passieren tiefe Regalschluchten mit einer Fülle von Nahrungsmitteln, die unser Leben leichter machen sollen. Aber machen sie unser Leben auch gesünder? Eher nicht! Das wird klar, wenn wir uns die Mühe machen, einen Blick auf die Zutatenlisten zu werfen. Dort wimmelt es nur so von fragwürdigen Zusatzstoffen. Die Lebensmittelindustrie lebt davon, ständig neue Produkte zu erfinden – häufig unter Zuhilfenahme von Aroma-, Farb-, Konservierungs- und weiteren Stoffen, die wir nicht brauchen, die unser Stoffwechsel aber verarbeiten und wieder loswerden muss.

Die Gewinnspanne bei guten, da puren, unbehandelten und daher basischen Lebensmitteln ist eher niedrig, deshalb sind sie für die Vermarktung weniger interessant als hoch verarbeitete Produkte. Darum muss man sie regelrecht suchen. Fündig werden wir vor allem in der Obst- und Gemüseabteilung. Hier dürfen wir auch ohne Einkaufszettel loslegen, uns vom aktuellen Angebot inspirieren lassen und nach allem greifen, was frisch und knackig aussieht – Lebensmittel aus biologischer Erzeugung haben dabei Vorfahrt.

Außerdem gilt: Basisch im ganzheitlichen Sinne sind regionale und saisonale Produkte. Warum? Ganz einfach – hier die Vorteile:

- Der geringere Energieverbrauch beim Transport schont die Umwelt.
- Durch kurze Wege bleibt die Ware länger frisch.
- Obst und Gemüse, das gerade Saison hat, wird reif geerntet und ist daher besonders gesund und aromatisch.

**TIPP:** Abonniere eine Gemüsekiste vom Biobauern. So erhältst du regelmäßig eine bunte Mischung regional erzeugter, saisonaler Produkte aus ökologischer Landwirtschaft. Lokale Anbieter findest du im Internet unter dem Stichwort »Biokiste«.

## Tiere essen? Wenn, dann wenig und aus artgerechter Haltung

Mehr und mehr Menschen lehnen die konventionelle Massentierhaltung ab – und das aus gutem Grund: Durch artungerechte Haltung wird unseren Mitgeschöpfen unnötiges Leid zugefügt, Böden und Gewässer werden durch Nitrat und Antibiotikarückstände belastet. Darum ist es sinnvoll, sich zu bemühen, ausschließlich Fleisch aus artgerechter Haltung zu kaufen. Es muss nicht unbedingt aus biologischer Aufzucht stammen – wichtig ist vor allem die Behandlung der Tiere.

Wer sich ein wenig informiert, wird leicht fündig, denn es gibt sie noch, die Bauernhöfe und Metzgereien, die nur selbst aufgezogene Tiere verarbeiten. Rinder, Schweine, Hühner und Gänse werden mit eigenem Futter auf eigenem Land gemästet und anschließend in der eigenen Hofschlachterei zu Fleisch- und Wurstprodukten verarbeitet. Der Vertrieb findet meist direkt ab Hof und über Wochenmärkte statt. Klar, dass Fleisch dieser Qualität seinen Preis hat.

Das Internet erleichtert es, solche Betriebe zu finden: einfach nach »Fleisch aus artgerechter Tierhaltung« suchen. Der bewusste Genuss von kleinen Mengen so erzeugter Produkte hat auch in der basischen Ernährung Platz.

## Belastete Umwelt

Seit der Industrialisierung verschmutzen wir unsere natürliche Umwelt durch zahlreiche potenziell toxische Stoffe. Zum Beispiel durch Schwermetalle wie Blei und Cadmium, durch Pestizide, Nitrat, durch Abgase aufgrund der Verbrennung fossiler Brennstoffe, durch Radioaktivität und Weiteres. Spuren dieser giftigen Substanzen lagern sich in unserem Stoffwechsel ab – zum Beispiel Kunststoff: Bei über 90 Prozent der Menschen in den Industrienationen kann der Weichmacher Bisphenol A (BPA) im Urin und Blut nachgewiesen werden.

BPA gilt als besonders gesundheitsgefährdend; zahlreiche Studien belegen das. Der hormonähnliche Stoff wird mit schwerwiegenden Erkrankungen wie Unfruchtbarkeit, Krebs und Nervenschäden in Zusammenhang gebracht. Da BPA die Reifung des Gehirns von Ungeborenen und Kleinkindern schädigen kann, ist der Stoff in Babyfläschchen bereits EU-weit verboten. In Frankreich sind sogar die Herstellung sowie der Import und Export von Lebensmittelverpackungen, die Bisphenol A enthalten, seit Januar 2015 komplett untersagt. Es ist darum besser, wenn du Nahrungsmittel aus Kunststoffverpackungen, Getränke aus Plastikflaschen und Konserven aus beschichteten Dosen vermeidest. Im Zweifel sind Verpackungen aus Glas die bessere Wahl.

Gegen die zunehmende Luftverschmutzung kann der Einzelne nur begrenzt etwas tun. Besonders in unseren Metropolen wird die $CO_2$- und Feinstaubbelastung zu einem immer größeren Problem. Will oder kann man nicht in eine ländliche Gegend ziehen, ist eine gesunde Ernährung und Lebensweise die einzige Chance, der Belastung präventiv zu begegnen.

Vor anderen gefährlichen Stoffen können wir uns durch bewussten Konsum sehr gut schützen:

- **Ernährung:** Lebensmittel aus biologischer Erzeugung sind nachweislich geringer mit Pestiziden, Herbiziden und Fungiziden belastet.
- **Zahnmedizin:** Vermeide Amalgamfüllungen aufgrund der darin enthaltenen Schwermetalle wie Quecksilber.
- **Kleidung:** Viele Bekleidungsstoffe werden mit fragwürdigen Chemikalien behandelt. Über unsere Kleidung, insbesondere über die Unterwäsche,

haben wir direkten Körperkontakt mit den Materialien. Durch Reibung und Schweiß dringen darin enthaltene Chemikalien über unsere Haut ein. Hersteller von Ökomode und -schuhen achten auf verträgliche Farbstoffe und Ledergerbstoffe. Wasche neue Kleidung zunächst mehrfach, bevor du sie an deine Haut lässt.

- **Putzmittel:** Chemikalien aus Wasch-, Putz- und Reinigungsmitteln sind ungesund für uns und für unsere Umwelt. Außerdem belastet übertriebene Hygiene nicht nur die Umwelt: Dem Immunsystem fehlt durch sie das Training, mit »normalen« Keimen fertig zu werden.
- **Kosmetika und Körperpflegeprodukte:** Zahncreme, Hautcremes und Deos sind mit gesundheitsschädlichen Stoffen wie Konservierungsmitteln, Aluminium und Mikroplastik belastet. Auch hier lohnt sich das Studium der Inhaltsstoffe. Produkte, die nach den Grundsätzen der biologischen Erzeugung hergestellt wurden, sind die bessere Wahl.
- **Wohngifte:** Die Baubiologie beschäftigt sich mit dem weiten Feld der Wohngifte, zum Beispiel mit der Formaldehydbelastung in Möbeln und Bodenbelägen. Grundsätzlich gilt: Natürliche Materialien wie Wolle, Holz und Keramik sind synthetischen Wohntextilien und Produkten aus Kunststoff vorzuziehen.

Dieser kleine Exkurs zeigt bereits: Willst du dich vor den genannten Quellen einer schleichenden Vergiftung schützen, sind umfangreiche Recherchen und eine ständige Aufmerksamkeit erforderlich. Doch die Mühe lohnt sich. Denn je niedriger deine individuelle Schadstoffbelastung, desto weniger hat dein Körper bei der Entgiftung zu tun!

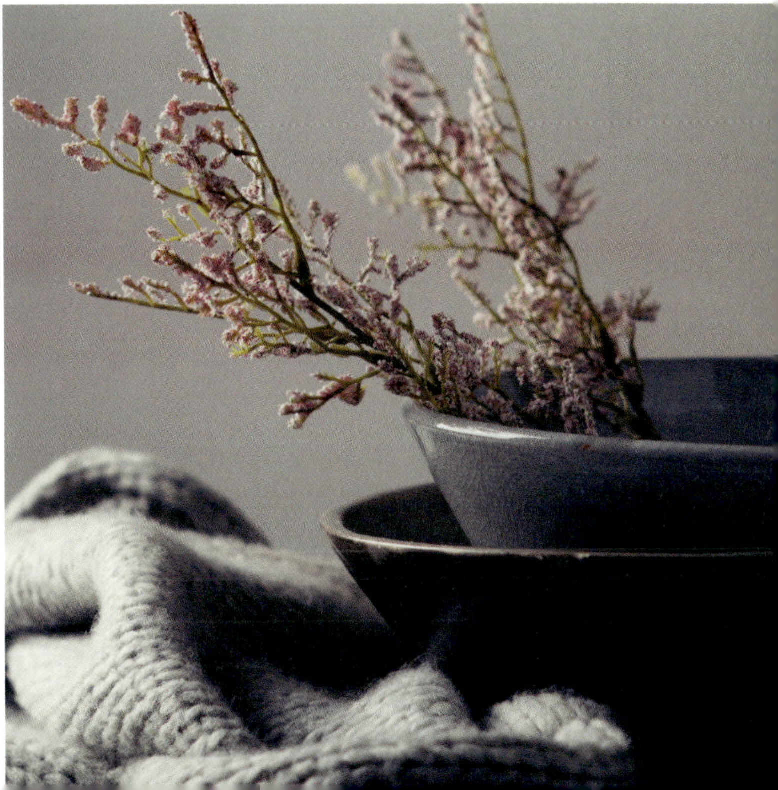

## Detox: Vorsicht vor Abzocke!

Detox ist gesund, aber im Augenblick auch voll im Trend – und Trends werden gern von den verschiedensten Profiteuren ausgeschlachtet. Für Detox gilt das ganz besonders. Googelst du diesen Begriff, erhältst du 134 Millionen Ergebnisse – und jede Menge Produkte, die beim Entgiften helfen sollen. Darunter finden sich überteuerte Teemischungen, Säfte, Smoothies und Nahrungsergänzungsmittel, die dir viel versprechen, einzig aus dem einen Grund: um in deinen digitalen Warenkorb zu gelangen.

Tatsache aber ist: Nichts davon brauchst du wirklich, um erfolgreich zu entgiften. Nimm zum Beispiel den Detox-Tee: Den kannst du prima selbst herstellen, indem du getrocknete Biokräuter kaufst und zu Hause zu leckeren Mischungen zusammenstellst. Gut geeignet sind zum Beispiel Fenchel, Brennnessel oder Mariendistel. Kontraproduktiv sind hingegen Detox-Teemischungen mit Koffein!

Auch Säfte und Smoothies können niemals besser sein als direkt und frisch von dir selbst gepresst oder gemixt (siehe die Rezepte ab Seite 80). Denn jede Minute nach der Herstellung verlieren diese hoch konzentrierten Vitaminbomben an Wert. Fazit: Du brauchst keine überteuerten Hilfsmittel, wenn du detoxen oder dich basisch ernähren willst!

Ähnlich ist es mit manchen Mitteln der Alternativmedizin. Grundsätzlich stellt der alternativmedizinische Bereich eine wichtige und notwendige Ergänzung der Schulmedizin dar. Homöopathie, Osteopathie, Traditionelle Chinesische Medizin (TCM) und viele andere Naturheilverfahren sind eine wertvolle Ergänzung und bilden ein »gesundes« Gegengewicht zu den rein wissenschaftlich begründeten Behandlungsmethoden der Schulmedizin.

Leider wird in einigen Bereichen der Alternativmedizin mit haltlosen Versprechen operiert, wie das folgende Zitat aus dem Text einer Website zeigt: »Sobald der Körper basisch ist, stoppt der Krebs!« Bei näherem Hinsehen entpuppt sich die Seite als Verkaufsplattform für obskure Nahrungsergänzungsprodukte, die teure Pülverchen für alle möglichen Leiden anbietet. Vor derartigen Heilsversprechen kann nur ausdrücklich gewarnt werden! Es handelt sich um nichts weiter als üble Geschäftemacherei, die auf die Angst und Verzweiflung hilfloser Menschen baut.

Gerade Krebs ist ein Thema, bei dem solche Quacksalber punkten möchten. Leider sind die Gründe, warum Krebs entsteht, noch nicht hinreichend erforscht. Es gibt zwar vielversprechende Ansätze und Erkenntnisse, doch ein erheblicher Teil liegt noch im Dunkeln. Wahrscheinlich ist, dass eine Reihe belastender Faktoren zusammenkommt, damit Zellen anfangen zu wuchern. Bei einigen Krebserkrankungen spielen die Gene eine Rolle, bei anderen eher der individuelle Lebensstil. So stehen beispielsweise Übergewicht und Bewegungsmangel schon länger im Verdacht, bestimmte Krebsformen zu begünstigen. Dass Stoffe wie Asbest, Alkohol, Feinstaub und Nikotin Krebs auslösen können, ist wissenschaftlich bewiesen.

Im Umkehrschluss kann einer Entgiftung durchaus krebspräventive Wirkung zugeschrieben werden. Das Gleiche gilt für eine überwiegend basische Ernährung. Denn ein gesunder Stoffwechsel ist die Basis für einen widerstandsfähigen Organismus. Bildhaft gesprochen: Je weniger Energie unser System aufwenden muss, um potenziell schädliche Substanzen zu eliminieren, desto mehr Power steht zur Verfügung, um die wirklich gefährlichen Prozesse zu stoppen. Insofern kann einer basischen Ernährung und Lebensweise eine gewisse krebspräventive Wirkung zugeschrieben werden – nicht mehr und nicht weniger!

## Nahrungsergänzungsmittel – immer nur sinnvoll und gezielt einsetzen!

Der Verkauf von rezeptfreien Pillen, Pulvern und Tinkturen ist zu einem großen Markt herangewachsen. Die heilsame Wirkung solcher Mittel auf unsere Gesundheit ist allerdings weitgehend umstritten. Im Gegenteil: Gerade bei Vitaminen und Mineralstoffen ist Vorsicht geboten. Solltest du den Verdacht hegen, dass du unter einem akuten Mangel leidest, sollte dein erster Weg zu einem Hausarzt führen. Über eine gezielte Blutuntersuchung lassen sich gesundheitsrelevante Mangelerscheinungen wie Vitamin-D- oder Eisenmangel zweifelsfrei feststellen.

# ÜBERNIMM WIEDER DIE VERANTWORTUNG FÜR DICH

Unser Körper weiß, was ihm guttut. Wir müssen nur wieder lernen, innezuhalten und aufmerksam in uns hineinzuhorchen, um die Signale unseres Körpers wirklich zu verstehen. Wenn es uns gelingt, wählen wir instinktiv genau die Lebensmittel, die unser Stoffwechsel gerade benötigt. Wir alle kennen die Lust auf einen frischen Salat, das Verlangen, in einen knackigen Apfel zu beißen, oder den Wunsch nach Pellkartoffeln mit Kräuterquark, die wir mitunter verspüren.

Wenn wir uns aber über einen längeren Zeitraum überwiegend von industriell hergestellten Produkten ernähren, können diese natürlichen Instinkte gestört oder überlagert sein. Die meisten Fertigprodukte wie Tiefkühlpizza, Mikrowellengerichte, Dosensuppen und Fertigsaucen enthalten nämlich fragwürdige Zusatzstoffe wie Verdickungsmittel, Stabilisatoren, Konservierungsstoffe und künstliche Aromen. Außerdem sind sie oft überwürzt oder überzuckert. Diese Kreationen aus dem Chemiebaukasten der Nahrungsmittelindustrie betäuben und täuschen unser natürliches Geschmacks- und Sättigungsempfinden, führen den Organismus mit immer neuen Zuckerersatzstoffen hinters Licht und wollen uns glauben machen, dass mithilfe genveränderter Bakterien synthetisierte Moleküle nach frischen Erdbeeren schmecken.

Bis zu 6000 dieser »naturidentischen« Aromastoffe führen unser Geschmacksempfinden an der Nase herum. Das Problem dabei ist: Synthetisch hergestellte Aromen täuschen uns Lebensmittel vor, die gar nicht in den Produkten enthalten sind. Schon die Generation unserer Kinder wird zum Beispiel durch Aromen im Fruchtjoghurt auf einen »Erdbeer«-Geschmack geprägt, den sie bei den echten Früchten nicht wiedererkennt und daher auch nicht mehr mag.

Zum Glück ist es nie zu spät, zu einem natürlichen Geschmacksempfinden zurückzufinden. Die Detox-Stoffwechselkur hilft dir dabei. Spätestens nach diesen drei Wochen darfst du wieder auf die Weisheit deines Körpers vertrauen.

Wir haben das Glück, in einem Land zu leben, das sich ein sehr modernes, fortschrittliches Gesundheitssystem leisten kann. Doch bei vielen Menschen führt diese Tatsache zu einem fatalen Missverständnis: Sie glauben, dass sie die Verantwortung für ihre eigene Gesundheit auf dieses System übertragen können, und verhalten sich entsprechend unverantwortlich. Das ist falsch! Die Verantwortung für unsere Gesundheit kann uns niemand abnehmen, die tragen wir ganz allein. Die gute Nachricht: Wir können viel mehr für unsere Gesundheit und unser Wohlergehen tun, als wir selbst glauben. Vielleicht fehlt dir zurzeit der Mut oder das Selbstvertrauen, das zu glauben. Doch die Erfahrung, dass wir unser Wohlergehen in der Hand haben, setzt eine unglaubliche Energie frei. Du wirst es in den drei Wochen der Detox-Stoffwechselkur selbst erleben.

## Selbstbestimmung ist basisch – Fremdbestimmung ist »sauer«

Zeit- und Leistungsdruck stehen eindeutig auf der »sauren« Seite unseres Lebens, ebenso gehören Fremdbestimmung, Überforderung und Versagensängste dazu. Davon müssen wir uns frei machen und möglichst im eigenen Tempo und mit selbst gesteckten Zielen unserem Tagewerk nachgehen. Doch die Realität sieht leider meist anders aus: Wir haben es oft nicht in der Hand, die belastenden Bedingungen zu verändern.

Doch es lohnt sich, ernsthaft darüber nachzudenken: Welche Zwänge muss ich wirklich hinnehmen? Wo finden sich Möglichkeiten, das zu verändern? Wir haben nur dieses eine Leben und diese eine Gesundheit, die es zu schützen gilt. Wenn Veränderungen beim besten Willen nicht oder nur eingeschränkt möglich sind, sollten wir dafür sorgen, dass es uns gelingt, auf anderen Ebenen einen Ausgleich zu finden, zum Beispiel durch ein erfülltes Privat- und Familienleben, durch Sport, durch Entspannungsübungen wie Yoga und Ähnliches. So können wir auch unsere Psyche entgiften.

Seelenhygiene ist zwar ein sperriges Wort, doch es deutet auf einen wichtigen Sachverhalt hin: Auch unsere Seele hat eine Art Stoffwechsel. Erlebnisse, die starke Emotionen auslösen, müssen »verarbeitet« werden, damit sie uns nicht belasten oder sogar »auf dem Magen liegen«. Ungelöste Konflikte und Probleme »nagen« an uns oder drohen sogar, uns »aufzufressen«. Ähnlich wie bei der Ernährung kommt es auch im Seelenleben darauf an, dass alles, was wir aufnehmen, auch die Zeit und den Platz findet, um verarbeitet zu werden. Denn »Unverdauliches« oder ein »Zuviel« an Reizen, Aufgaben und Problemen belastet das System und führt auf Dauer zu gesundheitlichen Beeinträchtigungen.

## Sauer oder basisch?

Die folgende Tabelle soll dir ein Gefühl dafür geben, wie der seelische Säure-Basen-Haushalt funktioniert. Denn es ist hilfreich, sich dafür zu sensibilisieren und zu erkennen, wann und wodurch es zu »Säurebelastungen« kommt und wie diese neutralisiert werden können.

| Sauer | Basisch |
|---|---|
| Stress | Muße |
| Überforderung | Herausforderung |
| Frustration | Motivation |
| Mangelnde Wertschätzung | Wertschätzung |
| Leistungskontrolle | Eigenverantwortung |
| Reagieren | Agieren |
| Oberflächlichkeit | Bewusste Wahrnehmung |
| Zweifel | Sicherheit |
| Pessimismus | Optimismus |
| Destruktive Kritik | Konstruktive Kritik |
| Sitzen | Bewegen |
| Fernsehen | Buch lesen |
| Auto fahren | Fahrrad fahren |
| Konflikte verdrängen | Konflikte klären |
| Ehrgeiz | Gelassenheit |
| Festhalten | Loslassen |
| Sarkasmus | Humor |
| Neid, Missgunst | Mitgefühl |
| Schuldgefühle | Aufrichtigkeit |
| Festhalten | Loslassen |

# BASISCHE VERSUS SÄUREBILDENDE NAHRUNGSMITTEL

Grundsätzlich gilt: Pflanzliche Kost ist basisch – Lebensmittel tierischer Herkunft sind säurebildend. Im Detail unterscheiden sich die Angaben der Experten, insbesondere wenn es um Getreide geht. Hier lautet die Regel: Vollkorn geht vor! Und nicht vergessen: Es kommt auf das Gleichgewicht an. Fleisch, Fisch, Eier und Milchprodukte in Maßen sind okay. Auch hier gilt: Bioware ist konventionell erzeugten Produkten vorzuziehen. Natürlich ist das etwas teurer. Doch wenn Lebensmittel tierischen Ursprungs die Ausnahme auf deinem Speisezettel bilden, sollte der Mehrpreis kein Problem sein. An der Qualität unserer Lebensmittel zu sparen, würde bedeuten, an unserer Gesundheit und unserem Wohlbefinden zu sparen – eine ganz schlechte Idee!

## Bio oder konventionell?

Wenn du Wert auf eine gesunde, abwechslungsreiche und basenbetonte Ernährung mit einen hohen Anteil an Obst, Gemüse und Getreide legst, solltest du dich für die Erzeugnisse aus ökologisch erzeugter Landwirtschaft entscheiden. Klar sind diese Produkte ein wenig teurer, weil der extensive Anbau zeitaufwendiger und nicht ganz so ertragreich ist. Doch die Investition lohnt sich. Die folgenden drei Gründe sprechen für biologisch erzeugte Nahrungsmittel:

1. **Bio ist basisch:** Feldfrüchte aus konventionellem Anbau wachsen auf Böden, die durch massiven Kunstdünger- und Pestizideinsatz ausgelaugt sind. Dementsprechend sind sie arm an Mineralstoffen, die wir für eine gute Säurepufferkapazität benötigen. Biogemüse hingegen punktet durch einen natürlichen Mineralstoffgehalt.
2. **Bio enthält weniger Schadstoffe:** In Obst und Gemüse aus konventionellem Anbau können sich Spuren toxischer Pflanzenschutzmittel und ein erhöhter Nitratgehalt befinden.

3. **Bio schont die Umwelt:** Die Umweltbelastung ist bei konventionellem Anbau größer, insbesondere die Nitratbelastung unseres Grund- und Trinkwassers durch übermäßiges Ausbringen von Gülle. Wegen der anhaltend hohen Nitratbelastung im Grundwasser läuft gegen Deutschland sogar eine Klage von der Europäischen Union. Außerdem gelangen die im konventionellen Anbau eingesetzten potenziell gesundheitsschädlichen Pflanzenschutzmittel in die Atmosphäre und ins Grundwasser.

## Basenbildende Lebensmittel

Auf den folgenden Seiten findest du eine Übersicht über die Lebensmittel, die basenbildend wirken – von Gemüse über Kräuter und Öl bis hin zu Früchten. Kurz gesagt sind basisch:

- **Alle Gemüsesorten** wie Blattgemüse, Wurzelgemüse oder Fruchtgemüse wie zum Beispiel Gurke, Aubergine oder Kürbis. Dazu kommen sämtliche Salate und Kräuter. Besonders gut sind Gemüsesorten mit einem hohen Gehalt an Bitterstoffen wie Chicorée, Rosenkohl, Artischocken und Endivien, weil sie die Leberfunktion anregen. Auch sehr empfehlenswert: sämtliche Blattgemüse und grünen Gemüse wegen ihres hohen Chlorophyllgehaltes. Der Pflanzenfarbstoff wirkt entgiftend. Außerdem ist milchsaures Gemüse wie Sauerkraut oder Kimchi basenbildend.
- **Früchte** wie Steinobst, Beeren, aber auch exotische Früchte. Achte besonders auf reifes Obst.
- **Kartoffeln** wirken vor allem als Pellkartoffel oder Ofenkartoffel zubereitet basenbildend.
- **Nüsse und Samen** wie Mandeln, Haselnüsse, Walnüsse, Sesam, Sonnenblumenkerne oder Pinienkerne
- **Getränke** wie Wasser, Kräuter- und Früchtetees

**TIPP:** Achte darauf, dass basenbildende Lebensmittel möglichst 80 Prozent deiner Ernährung ausmachen.

## Die Top 20 basischen Gemüsesorten

**Artischocke:** Schmackhafte Blüte eines Distelgewächses; nach dem Garen werden die Blätter ausgezupft und mit dem fleischigen Ende in eine Sauce gedippt. *Detox-Plus:* Der Bitterstoff Cynarin regt die Entgiftungswirkung von Leber und Galle an. Außerdem sind darin Ballaststoffe und Eisen enthalten.

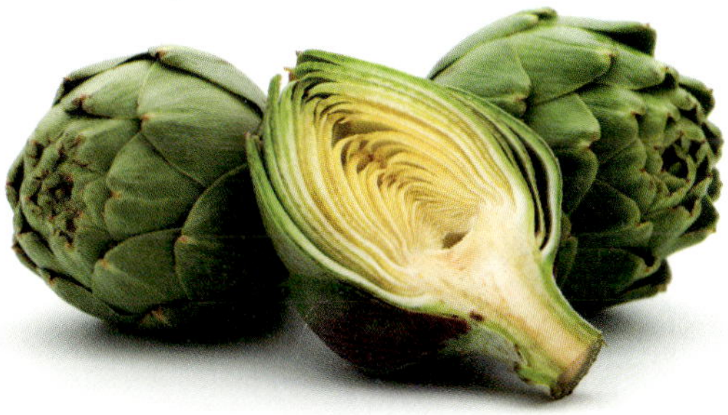

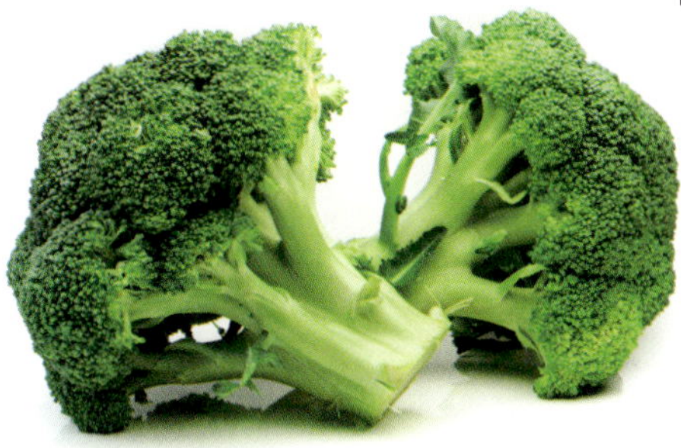

**Brokkoli:** Das Kohlgemüse hat einen hohen Ballaststoffgehalt, ist gut für eine geregelte Verdauung und die Reinigung der Darmwände. *Detox-Plus:* Brokkoli ist reich an Kalzium, sekundären Pflanzenstoffen und Vitamin C mit antioxidativer, also zellschützender Wirkung.

**Chicorée:** Wintersalat mit feinem, leicht bitterem Geschmack; die Blätterknospen werden aus der Zichorienwurzel in absoluter Dunkelheit und in klimatisierten Räumen gezogen. *Detox-Plus:* Die Bitterstoffe aktivieren den Leberstoffwechsel, die Mineralstoffe Kalium, Kalzium und Phosphor puffern Säuren ab.

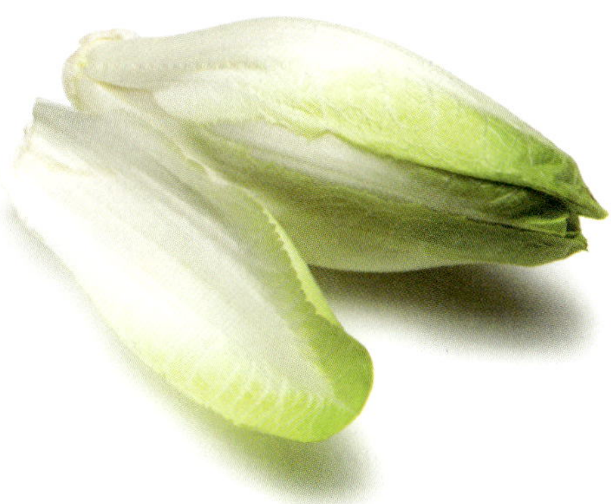

**Endiviensalat:** Endivien stammen vom Chicorée ab, von dem sie auch den hohen Gehalt des Ballaststoffs Inulin geerbt haben. Inulin wirkt verdauungsfördernd und appetitanregend.
*Top-Inhaltsstoffe:* Betacarotin (eine Vorstufe von Vitamin A), Vitamin B2 und C sowie Inulin.

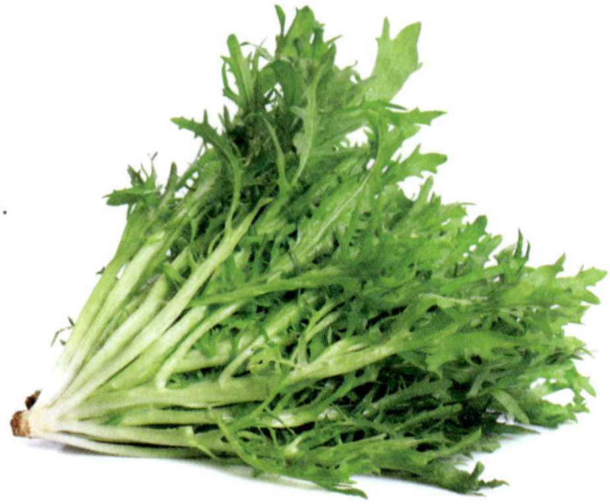

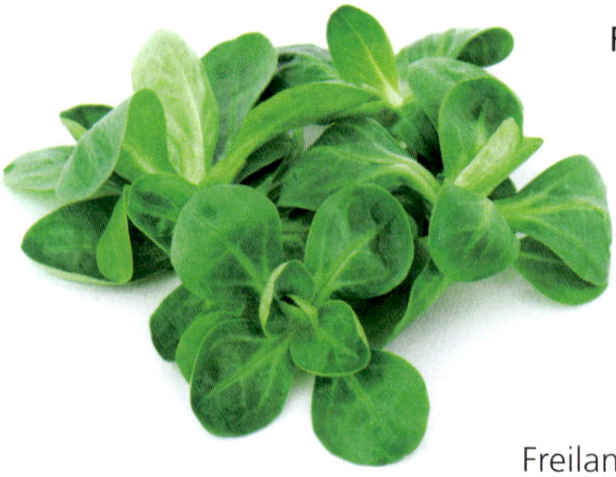

**Feldsalat:** Der frostfeste Blattsalat punktet mit einem sehr hohen Gehalt an Betacarotin und Vitamin C. Außerdem darin: die Mineralstoffe Eisen und Magnesium. Achtung: Konventionell erzeugte Treibhausware kann hohe Nitratwerte erreichen.
*Detox-Tipp:* Feldsalat aus ökologischem Freilandanbau bevorzugen.

**Fenchel:** Enthält schleimlösende ätherische Öle, gut zum Ausleiten und Entgiften bei Erkältungen, Husten und Heiserkeit.
*Top-Inhaltsstoffe:* ätherische Öle, Folsäure, Kalzium

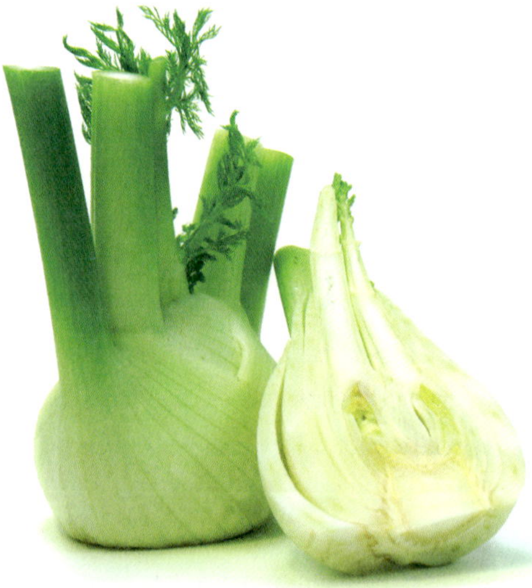

**Grünkohl:** Gehört zu den Kohlsorten mit dem größten Vitamin-C- und Vitamin-E-Gehalt; außerdem ist das Kreuzblütlergewächs eine gute pflanzliche Protein- und Eisenquelle.
*Tipp:* Grünkohl ist auch zum rohen Verzehr geeignet. Blätter vom jungen Grünkohl einfach zerzupfen und wie Endiviensalat verarbeiten.
*Top-Inhaltsstoffe:* Vitamin C und E, Betacarotin, Folsäure und Ballaststoffe

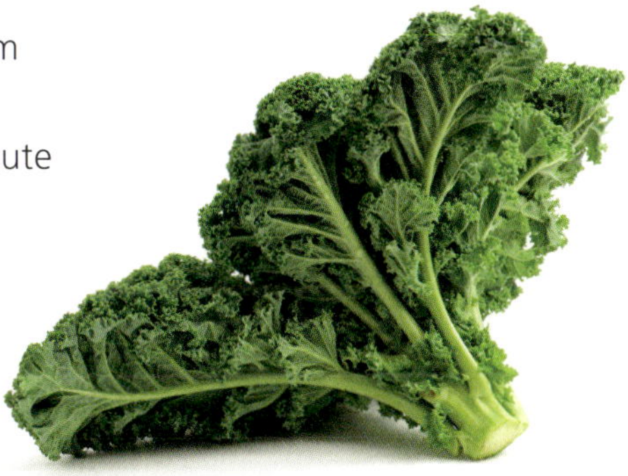

**Kartoffel:** *Das* basische Nahrungsmittel! Kartoffeln binden Säuren bereits im Magen. Reichlich Kalium fördert die Nierentätigkeit und hilft, zu entwässern und zu entschlacken. Mit nur 0,1 Gramm Fett pro 100 Gramm sind Kartoffeln »leichter« als die meisten Light-Produkte. Außerdem darin: Fatburner Vitamin C, Eisen und Magnesium. Aber: Für den Detoxeffekt kommt es auf die Zubereitung an. Kartoffelsalat mit reichlich Mayo und fettigen Pommes: Nein! Als Pellkartoffel oder in der Gemüsesuppe: Ja, unbedingt!
*Schlankheitstipp:* Kalte Pellkartoffeln bilden verdauungsresistente Stärke. Die Folge: Dein Blutzuckerspiegel bleibt konstant. Bereite also einen Salat aus Pellkartoffeln vom Vortag zu! Für ein leichtes Dressing etwas Olivenöl und Apfelsaft verrühren. Mit Salz, Pfeffer und frischen Kräutern abschmecken.

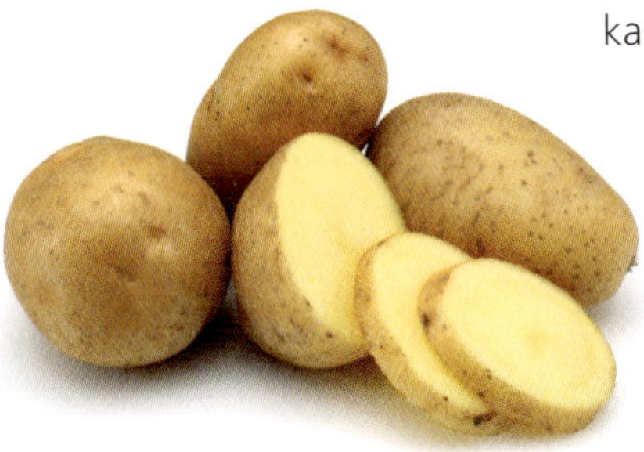

**Knoblauch:** Es gilt als erwiesen, dass Knoblauch die Blutfettwerte senkt und so Herz- und Kreislauf-Erkrankungen vorbeugt.
*Top-Inhaltsstoffe:* Betacarotin, Vitamin B und C sowie Kalium und Selen. Außerdem darin: wertvolle sekundäre Pflanzenstoffe wie Polyphenole sowie antimikrobiell und entzündungshemmend wirkende Sulfide.

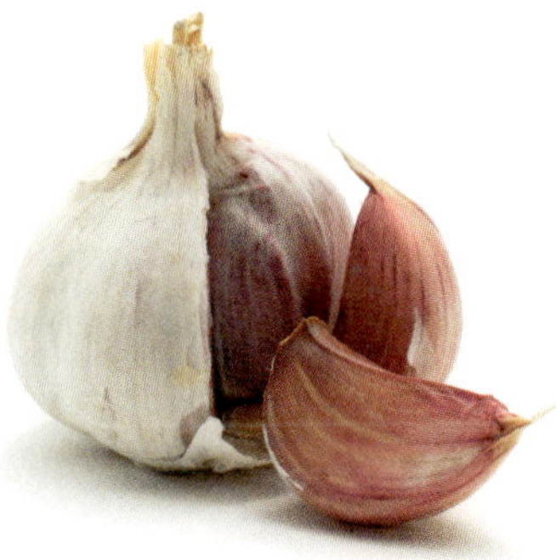

**Salatgurken:** Bestehen zu 96 Prozent aus Wasser und sind damit extrem kalorienarm. Außerdem wirken Gurken entschlackend, da sie die Nierentätigkeit anregen.
*Detox-Tipp:* Bioware bevorzugen. Das Aroma ist intensiver und du kannst die Schale nach dem Waschen mitverwenden.
*Zubereitungstipp:* Für einen erfrischenden und entsäuernden Drink an heißen Sommertagen einfach eine halbe, fein geraspelte Schlangengurke mit 100 ml Kefir und einem Spritzer Zitronensaft mischen. Mit Salz und Pfeffer abschmecken. Wenn du magst, mit Kresse anrichten.

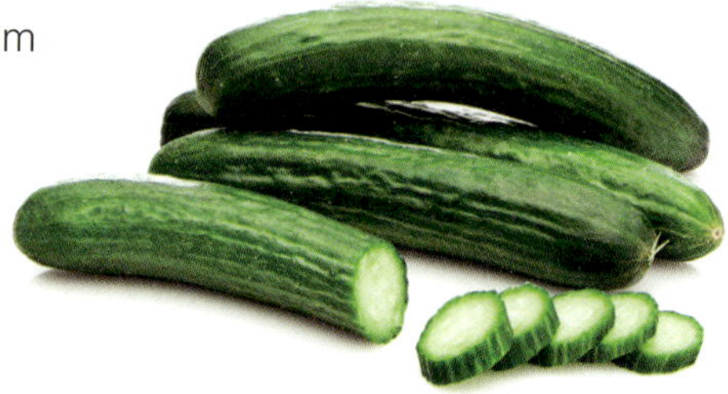

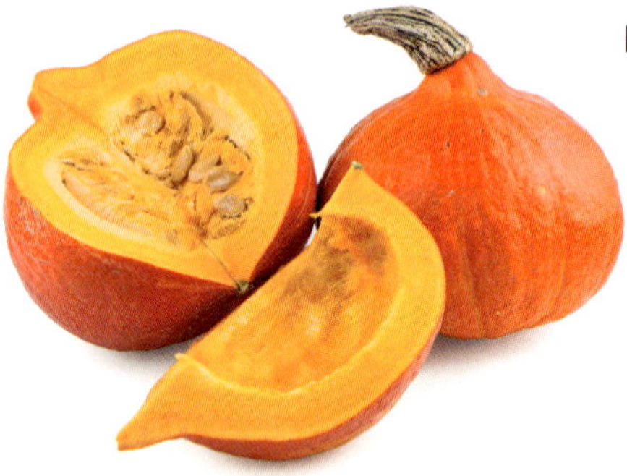

**Kürbis:** Kürbisgewächse enthalten wertvolle Omega-Fettsäuren sowie Betacarotin und gesunde Ballaststoffe.
*Detox-Plus:* Die enthaltenen Mineralstoffe Kalium, Kalzium und Magnesium fördern die Pufferkapazität gegen Säuren.

**Möhre:** Reich an wertvollem Betacarotin.
*Detox-Plus:* Unabhängige Analysen zeigen, dass selbst Möhren aus konventionellem Anbau nur gering mit Rückständen von Pflanzenschutzmitteln belastet sind. Bereite Möhren immer mit etwas Pflanzenöl zu. Betacarotin ist nämlich fettlöslich und kann so besser in deinen Stoffwechsel integriert werden.

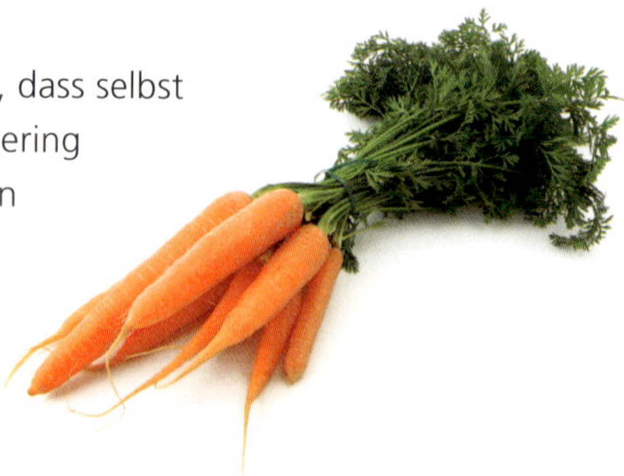

**Rote Bete:** Die farbintensiven Knollen enthalten die basenbildenden Mineralstoffe Eisen, Kalium, Kalzium und Magnesium. *Detox-Plus:* Rote Bete enthält das Alkaloid Betain sowie das B-Vitamin Folat, zusammen senkt das Duo den Cholesterinwert im Blut und schützt so vor gefährlichen Arterienerkrankungen. Betain fördert zudem die Leberfunktion und unterstützt so die körpereigene Entgiftungsleistung.

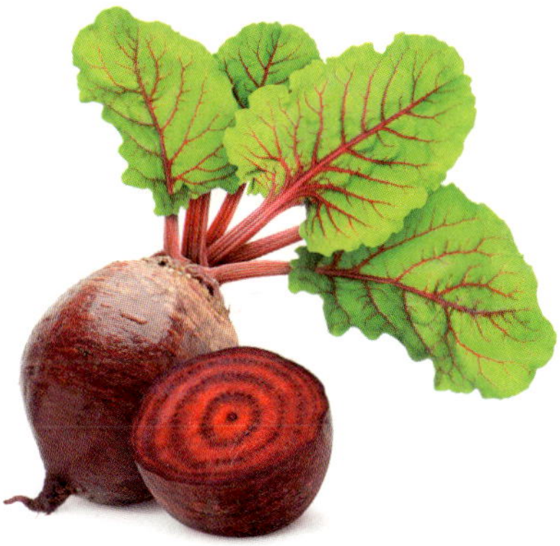

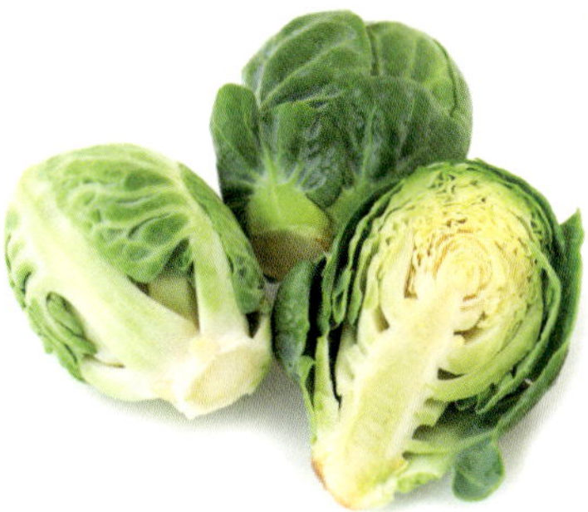

**Rosenkohl:** Die Mini-Kohlköpfe enthalten etwa doppelt so viel Vitamin C wie Zitronen oder Orangen und strotzen nur so vor Betacarotin. *Detox-Plus:* Beide Vitamine wirken antioxidativ und aktivieren die Fresszellen unseres Abwehrsystems. So wird eine wirksame Barriere gegen Krankheitserreger aufgebaut.

**Rucola:** Den darin enthaltenen Senfölen wird eine krebshemmende Wirkung zugeschrieben. Bevorzuge frische Ware. In Kunststoffschälchen abgepackter Rucola ist meist nicht mehr wirklich frisch. *Top-Inhaltsstoffe:* Senföle, Folsäure und B-Vitamine

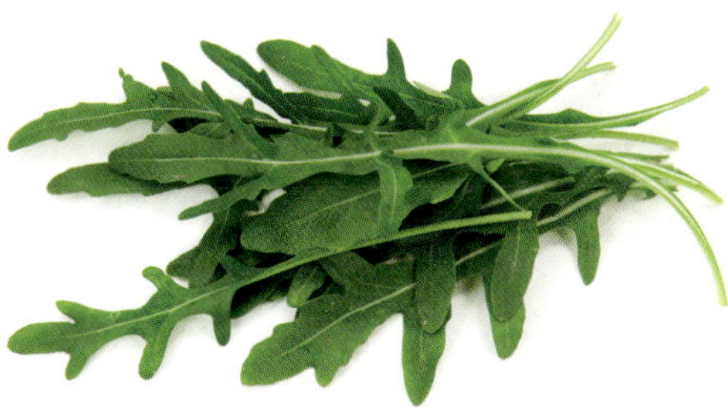

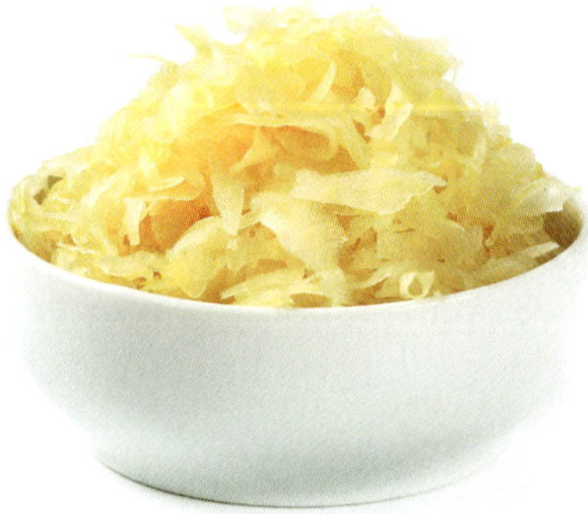

**Sauerkraut:** Der natürliche Schlankmacher enthält wertvolle Milchsäurebakterien, die unsere Verdauung anregen und die Darmflora gesund erhalten. Außerdem darin: Vitamin B6 und Folsäure.
*Detox-Plus:* Der Mineralstoff Kalium fördert den Entsäuerungs- und Entschlackungsprozess und Vitamin C stärkt die Abwehrkräfte und wirkt als Antioxidans krebserregenden Nitrosaminen entgegen.
*Tipp:* Vegetarier profitieren von der durch die Milchsäuregärung verbesserten Aufnahme von Eisen, dessen Verfügbarkeit aus pflanzlicher Kost oftmals problematisch ist. Dazu das frische Kraut am besten roh genießen: Einfach zwei bis drei Esslöffel mit einem klein geschnittenen Apfel und einem Teelöffel Sonnenblumenkernen mischen.

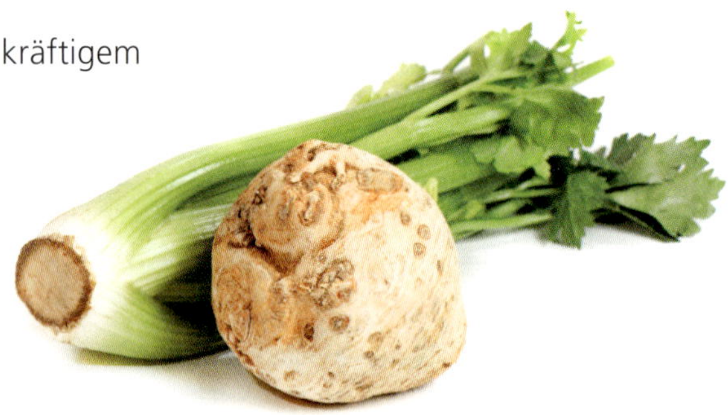

**Sellerie:** Vielseitiges Gemüse mit kräftigem Aroma; gehört in jede basische Gemüsesuppe.
*Detox-Plus:* Sein hoher Gehalt an ätherischen Ölen, Bitterstoffen, Kalium und Kalzium wirkt anregend auf den Stoffwechsel.

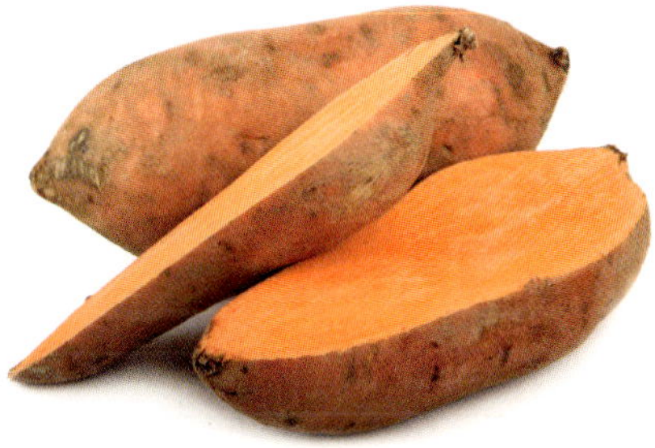

**Süßkartoffel:** Im Gegensatz zu »echten« Kartoffeln kann man sie auch roh essen. *Detox-Plus:* Kein anderes fettarmes Nahrungsmittel liefert so viel zellschützendes Vitamin E. 100 Gramm decken ein Drittel des Tagesbedarfs. Topgehalt an Betacarotin, Vitamin E und Kalium.

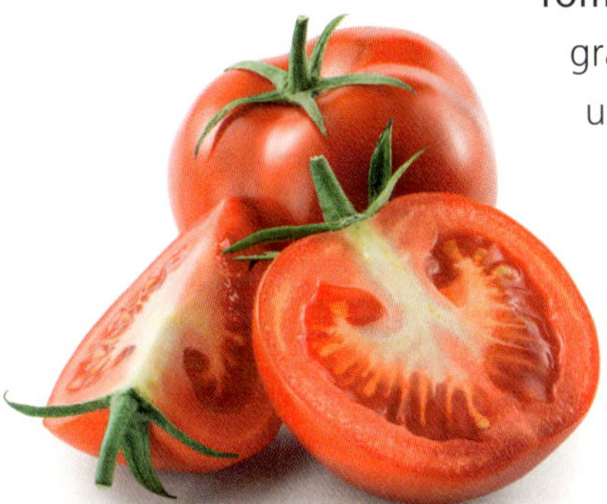

**Tomate:** Ihr hoher Gehalt an Vitamin C (25 Milligramm pro 100 Gramm) pusht dein Immunsystem und hilft gleichzeitig beim Fettabbau. *Detox-Plus:* Der natürliche Tomatenfarbstoff Lycopin zählt zu den Antioxidantien und hat eine zellschützende Wirkung. Lycopin macht aggressive Sauerstoffmoleküle, sogenannte freie Radikale, unschädlich. In Dosentomaten, Mark oder Saft ist der wertvolle Farbstoff sogar besonders konzentriert vorhanden.

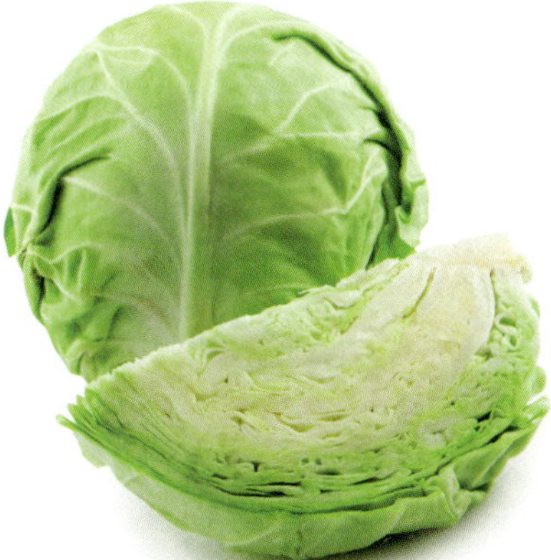

**Weißkohl:** 200 Gramm (entspricht einer Portion) dieses Wintergemüses decken den Tagesbedarf an Vitamin C. *Detox-Tipp:* Wegen des deutlich niedrigeren Nitratgehalts solltest du Bioware bevorzugen. Reich an Vitamin C, Glukosinolaten und Ballaststoffen.

## 7 Detox-Küchenkräuter

Kräuter werden bereits seit Urzeiten wegen ihrer Heilwirkung genutzt. Heute werden die Wirkstoffe häufig extrahiert und in Pillen- oder Pulverform als sogenannte Nahrungsergänzungsmittel vertrieben. Doch Studien zeigen, dass gerade die in der ganzen Pflanze vorliegende Kombination aus sekundären Pflanzenstoffen, ätherischen Ölen, Vitaminen und Mineralstoffen die unnachahmliche Wirkung ausmacht. Dies sind die sieben Küchenkräuter mit besonderer Entgiftungs- und Entschlackungswirkung. Alle Kräuter sind außerdem reich am entgiftungsfördernden Chlorophyll.

**Basilikum reinigt:** Seine stark duftenden ätherischen Öle beleben und regen den Stoffwechsel an. Im Darm wirken die Pflanzenstoffe (Gerbsäuren und Saponine) aus dem Basilikum reinigend.

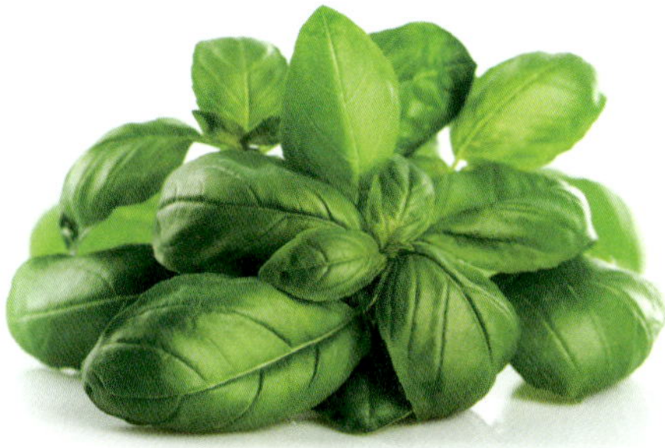

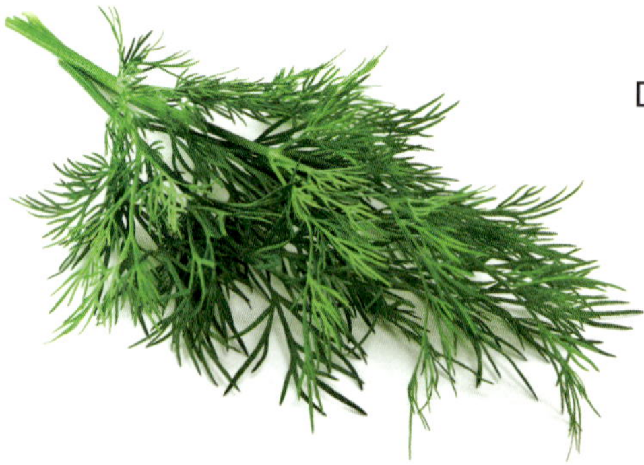

**Dill entwässert:** Die feinen Blättchen liefern viel Kalium zum Entwässern. Außerdem fördert das Öl Carvon im Dill die Verdauung und entspannt Magen und Darm.

**Kerbel regt an:** Das Küchenkraut mit dem leichten Anisaroma regt den Stoffwechsel und die Verdauung an. Außerdem enthalten: Magnesium und Zink.

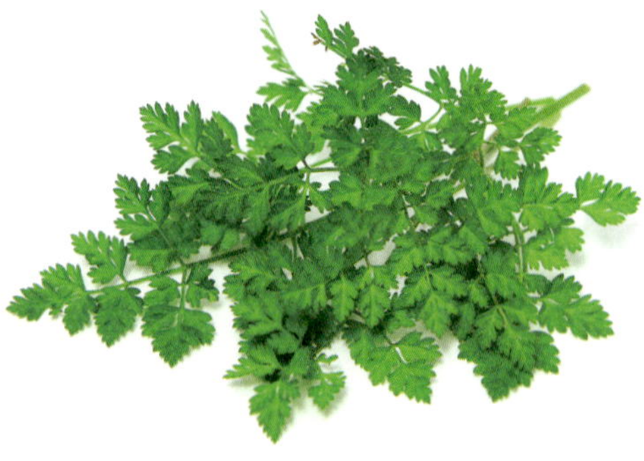

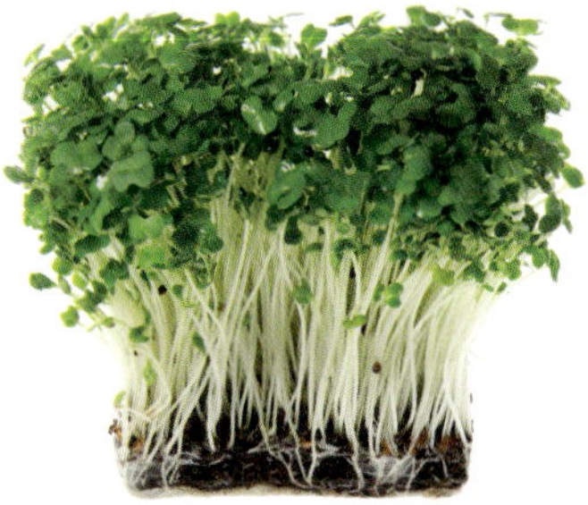

**Kresse entschlackt:** Die mild-scharfen Sprossen wirken sättigend, verdauungsfördernd und unterstützen die Durchblutung der Haut. Wirksame Inhaltsstoffe sind Vitamin C, Eisen, Kalzium und Folsäure.

**Minze bremst den Appetit:** Ihr einzigartig frischer Geschmack bremst die Lust aufs Essen. Außerdem regt sie Leber- und Gallentätigkeit an und fördert so die Verdauung und Entgiftung.

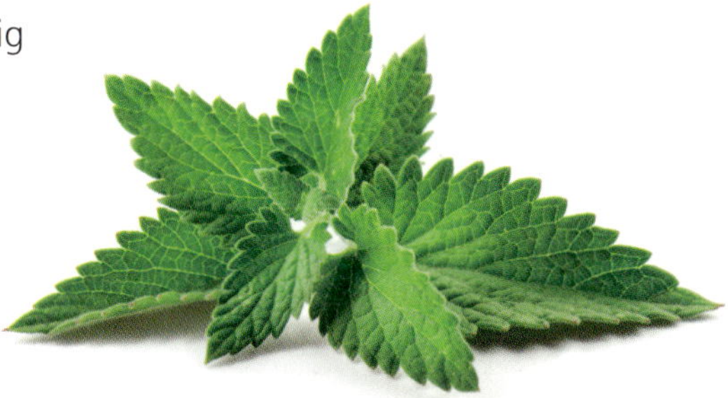

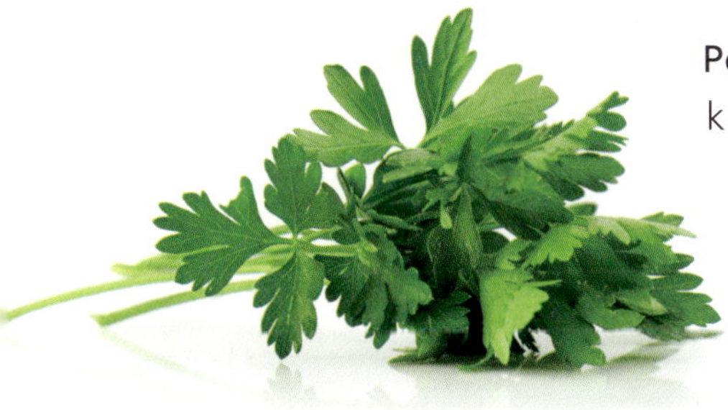

**Petersilie verbrennt Fett:** Ob glatt- oder krausblättrig, Petersilie enthält reichlich Vitamin C zur Steigerung der Fettverbrennung. Eisen fördert die Blutbildung, Kalium entwässert.

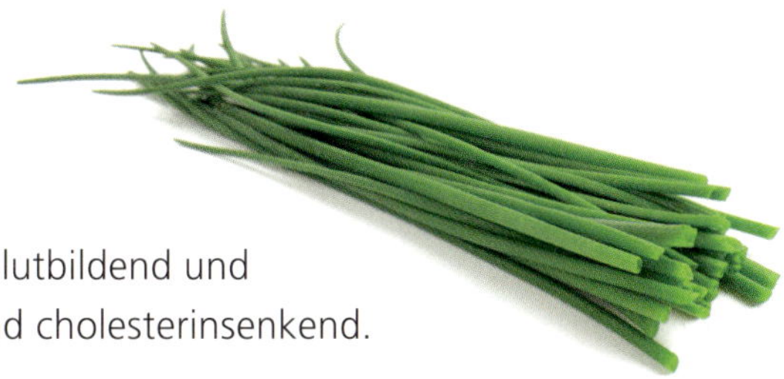

**Schnittlauch entgiftet:** Die zarten Halme enthalten Betacarotin, Vitamin B und C. Schnittlauch wirkt blutbildend und verdauungsfördernd, antibakteriell und cholesterinsenkend.

### Ingwer

Die tropische Wurzel regt die Speichel- und Magensaftproduktion an, wirkt verdauungsfördernd und entzündungshemmend.

*Detox-Plus:* Ihre ätherischen Öle wirken entschlackend und entgiftend, da sie die Ausscheidung von Stoffwechselprodukten aus dem Körper fördern.

*Detox-Tipp:* Ingwertee lässt sich leicht herstellen, indem du ein paar geschälte Ingwerscheiben mit kochendem Wasser übergießt und rund 10 Minuten ziehen lässt. Wer mag, kann einen Spritzer Zitrone dazugeben.

## Fette und Öle – was passt in die basische Küche?

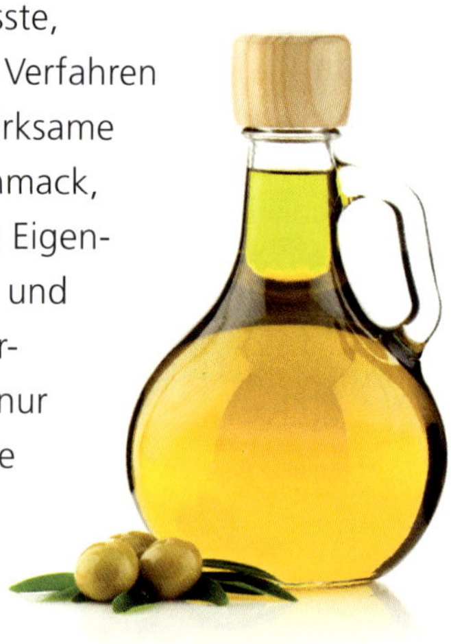

**Pflanzenöle:** Wichtig ist die Herstellung. Kalt gepresste, native Öle werden ausschließlich durch mechanische Verfahren hergestellt und nicht durch chemische Extraktion. Wirksame Inhaltsstoffe wie Vitamine bleiben so erhalten. Geschmack, Geruch und Farbe repräsentieren die sortentypischen Eigenschaften. Hochwertige Pflanzenöle gelten als neutral und gehören in die basische Detox-Küche. Sie dürfen allerdings nicht zum Braten verwendet werden, sondern nur für Salate und die kalte Küche. Raffinierte Pflanzenöle hingegen enthalten kaum gesunde Fettbegleitstoffe. Sie werden unter hohem Druck und bei großer Hitze gepresst. Um das Öl vollständig zu extrahieren, werden Lösungsmittel wie Hexan oder Benzol eingesetzt, die danach wieder vom Öl getrennt werden müssen. Bei diesem aufwendigen Verfahren bleiben die gesundheitswirksamen Bestandteile auf der Strecke. Diese Öle sind aber zum Dünsten und Braten die bessere Wahl, weil sie hitzebeständig sind.
*Tipp:* Am besten geeignet zum Erhitzen sind Oliven-, Raps-, Kokos- oder Sesamöl wegen des hohen Rauchpunktes (die Temperatur, bei der ein Öl beginnt, zu verbrennen).

*Detox-Plus:* Raps-, Lein- und Walnussöl sind reich an mehrfach ungesättigten, herzschützenden Omega-3-Fettsäuren. Olivenöl ist ebenfalls empfehlenswert, denn es liefert einfach ungesättigte Ölsäure. Diese senkt das schädliche LDL-Cholesterin im Blut, ohne dabei das gesunde HDL-Cholesterin zu reduzieren. Fettbegleitstoffe, sogenannte Phytosterine, schützen Herz und Gefäße.

**Butter:** Sie ist nur leicht säurebildend und deshalb in geringen Mengen für die basische Ernährung in Ordnung.

## Die Top 10 der basischen Früchte

**Avocado:** Die eierförmigen Früchte gehören zur Familie der Lorbeergewächse und stammen aus Südamerika.
*Detox-Plus:* Rund 15 Prozent ungesättigte Fettsäuren und viele Mineralstoffe und Vitamine; Studien belegen, dass die ungesättigten Fettsäuren der Avocado den Cholesterinspiegel senken.

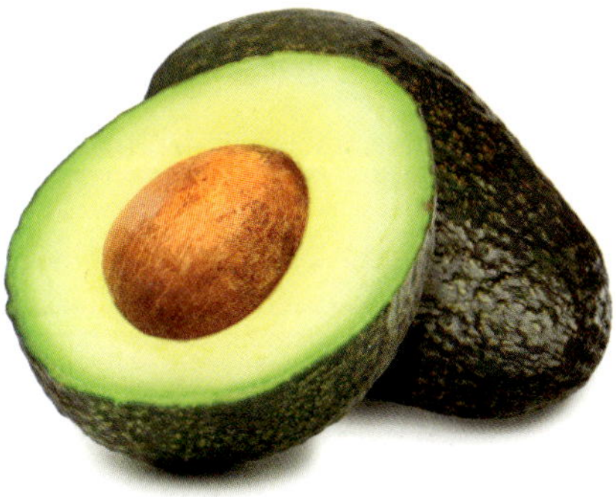

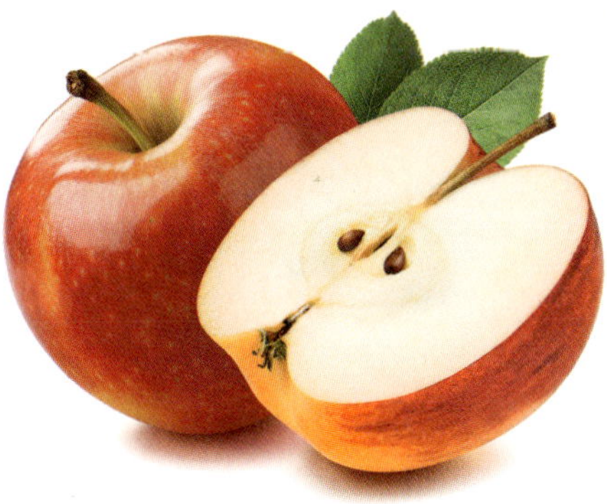

**Apfel:** »An apple a day keeps the doctor away«, sagen die Briten: Ein Apfel am Tag hält den Doktor fern. Stimmt genau, denn das Kernobst steckt voller gesunder Inhaltsstoffe. Über 30 Vitamine und Spurenelemente finden sich darin, darunter basenbildende Mineralstoffe wie Kalium, Kalzium und Magnesium. Äpfel schützen außerdem die Blutgefäße, denn das enthaltene Pektin senkt den Cholesterinspiegel.
*Detox-Tipp:* Wähle ungespritzte Bioware und genieße die Früchte im Ganzen, denn ein großer Teil der gesundheitswirksamen Biostoffe befindet sich in der Schale.

**Bananen:** Sie sind wohlschmeckend, nahrhaft, leicht verdaulich und umweltfreundlich verpackt. Außerdem basisch, da reich an Mineralstoffen wie Kalium für die Muskeln und Magnesium für die Nerven.
*Detox-Tipp:* Eine reife Banane ist ein toller Ersatz, wenn der Hunger auf Süßes kommt. Genieße sie mit etwas Zimt oder Naturjoghurt.

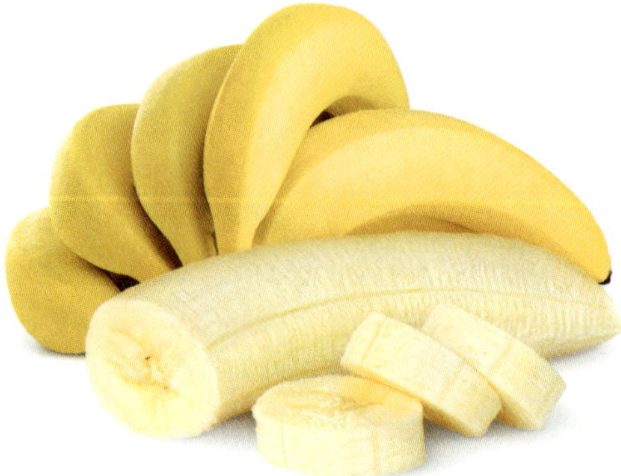

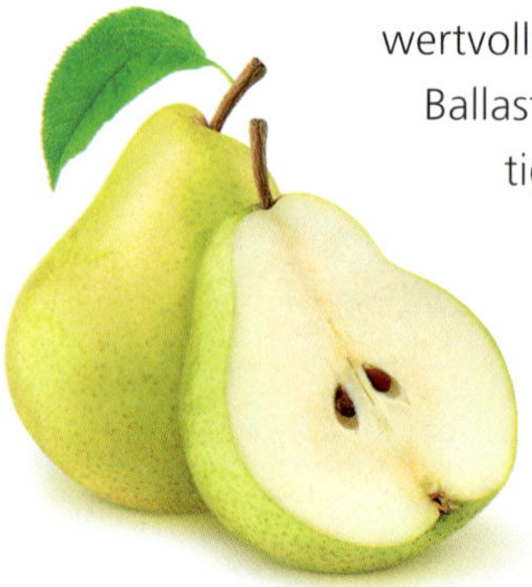

**Birnen:** Ihr mildes, säurearmes Fruchtfleisch steckt voller wertvoller Inhaltsstoffe. Neben den reichlich vorhandenen Ballaststoffen punkten Birnen mit einem besonders vielfältigen Angebot an Mineralstoffen. Neben Kalium und Kalzium finden sich Magnesium, Kupfer, Schwefel und Zink.
*Detox-Plus:* Birnen enthalten den wenig bekannten, aber wichtigen Mineralstoff Bor. Das chemische Element wird benötigt, um Kalzium zu speichern.

**Heidelbeeren:** Wertvolle Pflanzenfarbstoffe, sogenannte Anthocyane, geben den kleinen Beeren ihre kräftig dunkle Farbe. Anthocyane gehören zu den Antioxidantien und unterstützen unseren Körper dabei, freie Radikale abzufangen und zu neutralisieren. So schützen sie unseren Organismus vor Zelldefekten.

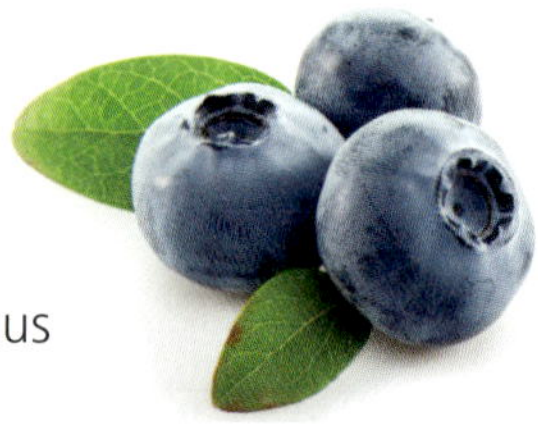

*Detox-Tipp:* Die in getrockneten Heidelbeeren konzentrierten Gerbstoffe sind eine echte Naturmedizin. Sie wirken gegen Durchfall, hemmen die Vermehrung von Bakterien und fördern die Heilung von Schleimhautentzündungen. Getrocknete Heidelbeeren erhältst du in der Apotheke.

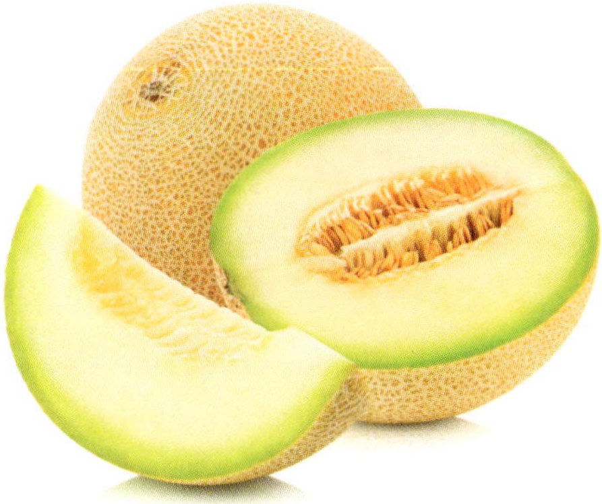

**Melonen:** Aufgrund ihrer leicht harntreibenden Wirkung helfen Melonen, unseren Stoffwechsel zu entgiften und zu entsäuern. Ihr hoher Gehalt an Ballaststoffen reguliert die Verdauung und hilft bei Darmträgheit und Verstopfung.
*Detox-Tipp:* Süße Melonen wie Galia-, Netz- und Honigmelonen haben einen höheren Gehalt an den basenbildenden Mineralstoffen Kalzium und Kalium.

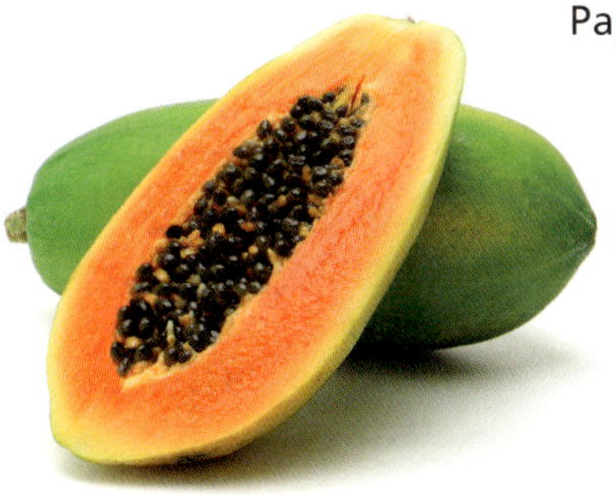

**Papayas:** Das Fruchtfleisch der »Baummelone« ist besonders säurearm. Reife Papayas schmecken mild und süß und erinnern an eine Mischung aus Melone und Aprikose.
*Detox-Plus:* Papayas enthalten beachtliche Mengen Papain. Das Enzym hilft, Eiweiß zu verdauen und die Fettverbrennung zu beschleunigen. Außerdem enthalten: reichlich Vitamin C, Betacarotin und Kalium.

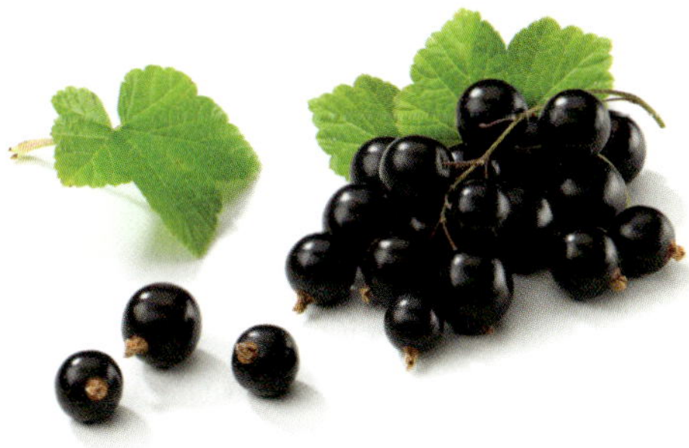

**Schwarze Johannisbeere:** Die zarten Rispen mit den tiefschwarzen Beeren haben hierzulande ab August Saison und sind dann vorzugsweise auf Wochenmärkten zu haben.
*Detox-Tipp:* Wie alle Beerenfrüchte verlieren Johannisbeeren beim Einfrieren kaum an Qualität. Außerhalb der Saison können Tiefkühlprodukte daher ohne Bedenken genossen werden.
*Detox-Plus:* Schwarze Johannisbeeren haben den höchsten Vitamin-C-Gehalt aller heimischen Beerenfrüchte und sind reich an Anthocyanen – Pflanzenfarbstoffen, denen eine krebsschützende Wirkung zugeschrieben wird.

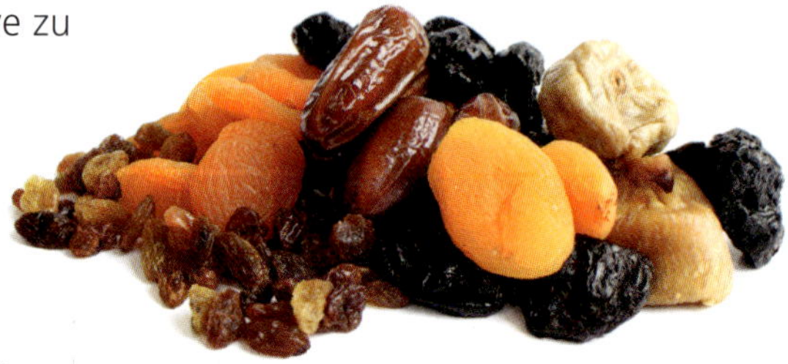

**Trockenfrüchte:** Eine prima Alternative zu Süßigkeiten sind klein geschnittene Trockenfrüchte. Zum Beispiel Datteln, getrocknete Aprikosen, Pflaumen sowie Rosinen und Sultaninen. In ihnen sind die Nährstoffe der Frucht in konzentrierter Form enthalten.
*Detox-Plus:* Trockenfrüchte sind das einzige Süßmittel, das Vitamine und Mineralstoffe in nennenswerter Menge enthält. Aber: Beim Einkauf auf schwefelfreie und ungesüßte Ware achten.

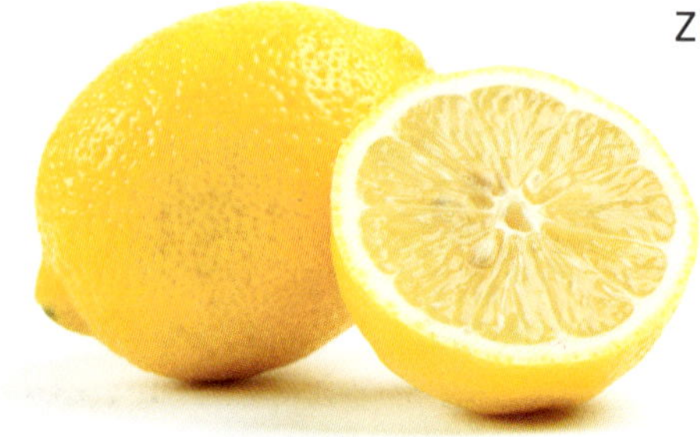

**Zitrone:** Der Vitamin-C-Lieferant schützt nicht nur vor Infektionen, er fördert auch die Fettverbrennung in den Muskeln und die Produktion des Hormons Noradrenalin, das wiederum den Abbau von Speicherfett erleichtert. Ätherische Öle unterstützen die Entgiftungsreaktionen über die Leber.
*Detox-Tipp:* Verwende ausschließlich Biozitronen. Spritzmittelrückstände und synthetisches Wachs belasten konventionelle Ware erheblich. Achtung: Der Hinweis »unbehandelt« bedeutet lediglich, dass die Früchte nach der Ernte nicht mehr behandelt wurden.

## Säurebildende Lebensmittel

Säurebildende Lebensmittel solltest du nur in Maßen genießen. »Sauer« sind:

- Tierische Produkte wie Schweinefleisch, Rindfleisch, Wurstwaren, Innereien, Fisch, Meeresfrüchte und Hühnereier
- Milchprodukte wie Käse, Joghurt, Quark und Sahne
- Getreideprodukte wie Weißbrot, Gebäck aus weißem Mehl sowie helle Pasta
- Süßigkeiten wie Bonbons, Fruchtgummi, Lakritz, Konfekt, Kekse, Kuchen, Torte
- Getränke wie Kaffee, schwarzer Tee, Softdrinks und alkoholische Getränke

**TIPP:** Achte darauf, dass säurebildende Lebensmittel nicht mehr als 20 Prozent deiner Ernährung ausmachen.

### Säurebelastung nach PRAL

Der PRAL-Wert (Potential Renal Acid Load) eines Lebensmittels definiert die potenzielle Säurebelastung für unseren Organismus, genauer gesagt für den Nierenstoffwechsel, und wird in Milliäquivalent Säure pro 100 Gramm Lebensmittel (mEq/100 g) angegeben. Dabei wird von dem durchschnittlichen Mineralstoff- und Proteingehalt eines Lebensmittels ausgegangen. Diese eher modellhafte Berechnung soll die Auswirkungen der Ernährung auf den Säuregehalt des Urins beziffern. Der PRAL-Wert zeigt also, wie hoch die Säureausscheidung über die Nieren beim Verzehr von 100 Gramm eines Lebensmittels ist. Werte mit einem negativen Vorzeichen sind basisch und rufen keine Säurebelastung hervor, Werte mit positiven Vorzeichen hingegen sind sauer und erhöhen die Säurelast für deinen Organismus.

In der Tabelle auf Seite 62 findest du eine Auswahl häufig konsumierter Lebensmittel mit entsprechendem PRAL-Wert: »b« steht für basisch, »s« für säurebildend. Die Tabelle geht auf die Forschungsstudien von Thomas Remer und Friedrich Manz von der Universität Bonn zurück.

| | basisch/säurebildend | PRAL-Wert mEq/100g |
|---|---|---|
| Obst | | |
| Äpfel | b | -2,2 |
| Bananen | b | -5,5 |
| Kiwi | b | -4,1 |
| Orangen | b | -2,7 |
| Wassermelonen | b | -1,9 |
| Gemüse | | |
| Brokkoli | b | -1,2 |
| Feldsalat | b | -5,0 |
| Karotten | b | -4,9 |
| Kartoffeln | b | -4,0 |
| Tomaten | b | -3,1 |
| Fleisch | | |
| Fleischwurst | s | 7,0 |
| Hühnerfleisch | s | 8,7 |
| Lammfleisch | s | 7,6 |
| Leberwurst | s | 10,6 |
| Rindfleisch | s | 7,8 |
| Fisch | | |
| Forelle | s | 10,8 |
| Garnele | s | 18,2 |
| Hering | s | 7,0 |
| Lachs | s | 9,4 |
| Rotbarsch | s | 10,0 |

| | basisch/säurebildend | PRAL-Wert mEq/100g |
|---|---|---|
| Getreide | | |
| Buchweizen | s | 3,7 |
| Dinkel | s | 8,8 |
| Haferflocken | s | 10,7 |
| Roggenmehl | s | 4,4 |
| Weizenmehl | s | 6,8 |
| Milchprodukte | | |
| Butter | s | 0,6 |
| Camembert | s | 14,6 |
| Gouda | s | 18,6 |
| Naturjoghurt | s | 1,5 |
| Vollmilch | s | 0,7 |
| Getränke | | |
| Apfelsaft | b | -2,2 |
| Cola | a | 0,4 |
| Bier (Pils) | b | -0,2 |
| Rotwein | b | -2,4 |
| Weißwein | b | -1,2 |

**TIPP:** Umfangreiche Tabellen mit Lebensmitteln nach PRAL-Faktor findest du im Internet unter dem Stichwort PRAL-Faktor.

### Grenzfall Getreide

Laut PRAL-Tabelle sind alle Getreidesorten, auch die sogenannten Pseudogetreideformen wie Amaranth und Quinoa, säurebildend. Vollkornvarianten haben sogar einen höheren Säurewert als Weißmehle. Demnach müsste die Empfehlung lauten: Iss lieber Weißbrot und geschälten Reis statt Vollkornbrot und Naturreis! Ernährungswissenschaftlich betrachtet eine äußerst fragwürdige Interpretation. Denn gerade Lebensmittel aus dem vollen Getreidekorn sind besonders wertvoll für unseren Stoffwechsel, insbesondere wegen der komplexen Kohlenhydrate, denn der hohe Anteil an Vielfachzuckern sorgt für eine gleichmäßige Energieversorgung und einen stabilen Blutzuckerspiegel. Ballaststoffe, Mineralstoffe und Vitamine bilden ein natürliches Gerüst, welches dafür sorgt, dass der Zucker langsam und nachhaltig in unseren Stoffwechsel integriert werden kann. Die Folge: Schwankungen im Blutzuckerspiegel werden vermieden, wir bleiben lange satt.

Vernünftigerweise werden Lebensmittel aus Vollkorn von den meisten Experten der basischen Seite zugeordnet. Empfohlen werden zum Beispiel Naturreis, Brot aus vollem Getreidekorn und Vollkornnudeln. Getreidebreie wie Porridge oder milde gekochte Getreidesuppen zum Beispiel mit Graupen oder Haferflocken sind aus der basischen Alltagskost nicht wegzudenken. Sie beruhigen das Verdauungssystem, wärmen und machen satt, ohne zu belasten.

## DETOX YOURSELF

Die beste Maßnahme zur Entgiftung deines Körpers besteht darin, erst gar keine Gifte aufzunehmen. Denn was nicht in deinen Organismus gelangt, muss anschließend auch nicht aufwendig wieder daraus entfernt werden. Eine erhebliche Herausforderung bei diesem Ziel stellen Hunderte von Zusatzstoffen dar, die in der Europäischen Union zur Herstellung von Lebensmitteln zugelassen sind. Zwar gelten die meisten als unbedenklich, wenn sie in der vorgeschriebenen Dosierung eingesetzt werden, doch eine Reihe von Substanzen gerät immer wieder in die Kritik.

Grundsätzlich sind naturbelassene Lebensmittel ohnehin die bessere Wahl, doch sie stehen uns eben nicht immer zur Verfügung. Wenn du also zu verarbeiteten Produkten greifst, solltest du nach Möglichkeit die folgenden zehn kritischen Lebensmittelzusatzstoffe meiden:

**Azofarbstoffe wie Tartrazin (E 102), Chinolingelb (E 104), Gelborange S (E 110), Azorubin (E 122), Cochenillerot A (E 124A), Allurarot AC (E 129)**
*Enthalten in:* vor allem in Süßwaren, aber auch in Desserts, Gebäck, Knabberartikeln, Schmelzkäse, Softdrinks, Sirup, Spirituosen (Aperol, Campari) oder Kaviar
*Gefährlich, weil:* Diese Gruppe chemisch verwandter, synthetischer Farbstoffe steht im Verdacht, bei Kindern zu Hyperaktivität und Aufmerksamkeitsstörungen zu führen. Die EU-Verordnung über Lebensmittelzusatzstoffe schreibt daher Lebensmitteln mit Azofarbstoffen folgenden Warnhinweis vor: »Kann Aktivität und Aufmerksamkeit bei Kindern beeinträchtigen.« Außerdem können diese Farbstoffe bei entsprechender Veranlagung sogenannte Pseudoallergien auslösen. Das sind Unverträglichkeitsreaktionen mit ähnlichen Symptomen, wie sie bei echten Allergien auftreten (Nesselsucht, Asthma und Hautödeme).
*Alternativen:* Inzwischen gibt es immer mehr Produkte wie Gummibärchen, die mit harmlosen Frucht- und Pflanzenextrakten gefärbt sind. Zum Einsatz kommen zum Beispiel Carotinoide, Kurkuma, Rote Bete und Spinatextrakt.

**Schwefel, beispielsweise Schwefeldioxid (E 220) und diverse Sulfite wie Natriumsulfit (E 221) und Kaliumdisulfit (E 224)**
*Enthalten in:* vor allem in Rot- und Weißwein, aber auch in Trockenobst und Meerrettich
*Gefährlich, weil:* Diese Gruppe von Schwefelverbindungen hemmt die Aktivität von Bakterien, Hefen und Pilzen. Bei empfindlichen Personen können Übelkeit, Magen-Darm-Störungen, Kopfschmerzen, Asthma und Allergien auftreten. Schwefelverbindungen sind stark säurebildend.
*Alternativen:* Bei Biowein darf deutlich weniger Schwefel zugesetzt werden. Ungeschwefelte Trockenfrüchte sind besser!

### Pflanzenschutzmittel Orthophenylphenol (E 231) und Natriumorthophenylphenol (E 232)

*Enthalten in:* Zitrusfrüchten; sie werden damit über ein Tauchbad haltbarer gemacht, um resistenter gegen Schimmelpilze und Bakterien zu sein.
*Gefährlich, weil:* Die Wirkstoffe gelten als gesundheitsschädlich. Sie können beim Schälen der Früchte auf die Haut gelangen und dort allergische Reaktionen auslösen. Spuren geraten dabei meist auch auf das Fruchtfleisch. Im Tierversuch fördern diese Pflanzenschutzmittel, die oftmals in weit höheren Dosen während der Wachstumsphase in den Plantagen als Spritzmittel eingesetzt werden, Blasenkrebs.
*Alternativen:* Zitrusfrüchte in Bioqualität

### Natamycin (E 235)

*Enthalten in:* Das Antimykotikum ist aus der Humanmedizin bekannt, wo es gegen Fußpilz, Mundfäule und Genitalinfekte eingesetzt wird. Doch auch Käserinde und Wurst werden mit dem Wirkstoff besprüht und so gegen Schimmelbefall geschützt.
*Gefährlich, weil:* Die Verwendung in Lebensmitteln fördert die Bildung resistenter Krankheitserreger.
*Alternativen:* Bioprodukte sind frei von Natamycin, da der Wirkstoff hier nicht zugelassen ist.
*Tipp:* Das Bundesinstitut für Risikobewertung rät, Käserinde etwa einen halben Zentimeter dick abzuschneiden. Das kann ganz schön teuer sein, weil man diese Abschnitte natürlich mitbezahlen muss.

### Dimethyldicarbonat (E 242)

*Enthalten in:* Das Kaltentkeimungsmittel kommt beim Abfüllen von Getränken in PET-Flaschen zum Einsatz. Es ist in Erfrischungsgetränken wie Apfelschorle, Eistee und Limonade enthalten.
*Gefährlich, weil:* Dimethyldicarbonat ist ätzend, leicht entflammbar und giftig. Dennoch ist der Wirkstoff als deklarationsfreies Kaltentkeimungsmittel zugelassen, da er im Wasser schnell zerfällt und nach dem Öffnen der Flaschen nicht mehr nachweisbar ist. Dennoch wäre eine Kennzeichnungspflicht bei einem so kritischen Zusatzstoff aus Verbrauchersicht wünschenswert.
*Alternativen:* Auf diese Art von Getränken verzichten oder Limonade aus Wasser und Zitrussaft selbst zubereiten. Auch Eistee lässt sich mit einem frisch gebrühten Teekonzentrat, auf Eiswürfel gegossen, schnell und einfach selbst herstellen.

**Nitritpökelsalz (E 249 bis 252)**
*Enthalten in:* gepökelten Fleisch- und Wurstwaren, Hart- und Schnittkäse, Fischkonserven
*Gefährlich, weil:* Über die gesundheitlichen Risiken von Nitrat, Nitrit und die daraus gebildeten Nitrosamine ist in den letzten Jahren viel geforscht und diskutiert worden. Ein erhöhtes Krebsrisiko hat sich offenbar nicht bestätigt. Neuerdings werden sogar positive Effekte auf Blutdruck, Immunabwehr, Nervensystem und Wundheilung beobachtet. Aber: Nitrit blockiert bei Kleinkindern den Sauerstofftransport im Blut und wirkt so toxisch.
*Alternativen:* Kaliumnitrit (E 249) und Natriumnitrat (E 251) sind für Bioprodukte nicht zugelassen. Natriumnitrit (E 250) und Kaliumnitrat (E 252) sind jedoch auch für Biolebensmittel erlaubt.

**Phosphorsäure (E 388) und ihre Salze wie Natriumphosphate (E 339), Kaliumphosphate (E 340) und Magnesiumphosphate (E 343)**
*Enthalten in:* Die stark ätzenden Salze, die auch als Reinigungs- und Desinfektionsmittel zum Einsatz kommen, sind als Säuerungsmittel, Komplexbildner und Schmelzsalz zum Beispiel in Erfrischungsgetränken, Sahneerzeugnissen und Schmelzkäse zu finden.
*Gefährlich, weil:* Sie stehen im Verdacht, an der sogenannten Aufmerksamkeitsdefizit-/Hyperaktivitätsstörung (ADHS) bei Kindern beteiligt zu sein. Phosphorsäure und ihre Salze tragen zu einer Übersäuerung des Stoffwechsels bei. In hoher Dosierung kann die Aufnahme von Mineralstoffen wie Kalzium, Magnesium und Eisen gestört werden.
*Alternativen:* Ist in biologisch erzeugten Lebensmitteln verboten.

**Carrageen (E 407)**
*Enthalten in:* Der Bestandteil verschiedener Rotalgenarten wird als Verdickungsmittel oder Stabilisator zum Beispiel Desserts, Eiscreme, Ketchup, Fertigsaucen oder Sahne zugesetzt.
*Gefährlich, weil:* Carrageen steht im Verdacht, bei Menschen mit empfindlichem Darm zu Entzündungen zu führen.
*Alternativen:* Obwohl Carrageen für Bioprodukte zugelassen ist, verzichten die meisten biologisch arbeitenden Hersteller (zum Beispiel bei Sahne) auf diesen Zusatz. Hier hilft nur, die Zutatenliste aufmerksam zu lesen.

**Emulgatoren Polysorbat 80 (E 433) und Carboxymethylcellulose (E 466)**
*Enthalten in:* Emulgatoren sorgen für die gleichmäßige Vermischung von Wasser und Fett und werden zum Beispiel in Margarine, Eiscreme, Mayonnaisen und Saucen eingesetzt.
*Gefährlich, weil:* Aktuelle Forschungsergebnisse der Georgia State Universität in Atlanta zeigten im Tierversuch, dass bestimmte Emulgatoren die Darmflora ungünstig beeinflussen. Den Versuchstieren wurden die Emulgatoren Polysorbat 80 und Carboxymethylcellulose in einer Konzentration verabreicht, die auch für Lebensmittel erlaubt ist. Bei den so gefütterten Mäusen änderten sich die Zusammensetzung der Darmflora sowie die Dicke der Darmwandschleimschicht, die für ein intaktes Immunsystem verantwortlich ist. Folgeerscheinungen können multiple Entzündungen, Fettleibigkeit und ein erhöhtes Diabetesrisiko sein. Die Forscher vermuten, dass der in den letzten 50 Jahren stark angestiegene Konsum von Lebensmitteln mit Emulgatoren mitverantwortlich für die weltweite Übergewichtsepidemie sein könnte. Sie wollen nun auch andere Emulgatoren testen.
*Alternativen:* Eigelb ist das beste Bindemittel in der eigenen Küche, kann aber auch in der Industrie eingesetzt werden. Lecithine (E 233) sowie Mono- und Diglyceride von Speisefettsäuren (E 471) gelten als unbedenklich.

**Glutamat, zum Beispiel Glutaminsäure (E 620), Mononatriumglutamat (E 621) oder Magnesiumdiglutamat (E 625)**
*Enthalten in:* Dieser weitverbreitete Geschmacksverstärker wird mithilfe gentechnisch veränderter Bakterien hergestellt. Man findet ihn unter anderem in Asia-Produkten, Fertiggerichten, Fleischprodukten, Saucen, Suppen, Würzmischungen und Knabbergebäck.
*Gefährlich, weil:* Ob es das »China-Restaurant-Syndrom« mit Symptomen wie Herzklopfen, Kopfschmerzen, Schwächegefühl und Taubheitsgefühl wirklich gibt, ist umstritten. Doch Glutamat wirkt appetitanregend und kann so Übergewicht fördern. Und es ist ein Mogelzusatzstoff, denn es verhilft selbst schwach aromatischen Speisen zur regelrechten Geschmacksexplosion.
*Alternativen:* Selbst wenn die Verpackung Hinweise wie »ohne geschmacksverstärkende Zusatzstoffe« oder »ohne Geschmacksverstärker« aufweist, ist Vorsicht geboten. Oft wurde Glutamat schlicht durch Hefeextrakt ersetzt, der ebenfalls Glutamat enthält.

## Stärke deine Selbstregulation: Organe pflegen und hegen

Leber, Niere, Haut, Lunge und Darm regeln den Abtransport schädlicher Stoffwechselendprodukte, die sich in unserem Organismus ansammeln. Jedes Entgiftungsorgan hat seine besonderen Aufgaben. Als Team bilden sie ein starkes Bollwerk gegen alles, was uns schaden könnte. Mit ein paar einfachen Mitteln kannst du diesen Prozess zusätzlich fördern und die Leistung deiner Entgiftungsorgane verbessern.

**Die Leber:** Unser wichtiges Entgiftungsorgan mag Wärme. Eine wirksame Unterstützung ihrer Funktion erreichst du mit einem Leberwickel. Was du dafür benötigst, sind eine Wärmflasche und zwei Tücher. Fülle die Wärmflasche zunächst mit etwa fünfzig Grad heißem Wasser und wickele sie dann in ein angefeuchtetes Tuch ein. Anschließend auf die rechte Seite unter den Rippen platzieren und mit dem zweiten, trockenen Tuch fixieren. Jetzt darfst du etwa 20 Minuten ruhen. Ein guter Zeitpunkt für diese Anwendung ist der Nachmittag oder der frühe Abend.

**Die Nieren:** Für unsere beiden Hochleistungsfilter ist eine gute Versorgung mit Flüssigkeit entscheidend. Ideal ist stilles, kohlensäurefreies Wasser – mindestens 1,5 Liter pro Tag. Kohlensäure ist, wie der Name schon sagt, eine Säure, die wieder ausgeschieden werden muss, das kannst du deinem Stoffwechsel gut ersparen. Wenn du stilles Wasser auf Dauer zu langweilig findest, probiere verschiedene ungesüßte Kräutertees, bis du deine Favoriten gefunden hast.

**Die Haut:** Über den Schweiß scheidet unser Körper Giftstoffe aus. Die Haut wird daher auch als »dritte Niere« bezeichnet. Neben Wasser, Salz und schädlichen Stoffwechselendprodukten können sich im Schweiß sogar Schwermetalle wie Quecksilber befinden. Dein größtes Organ kannst du mit einer Bürstenmassage unterstützen. So werden abgestorbene Hautzellen entfernt und der Hautstoffwechsel angeregt. Eine Anleitung dazu findest du auf Seite 105. Außerdem mag deine Haut Berührungen: Eine Massage oder auch einfach nur ein paar Streicheleinheiten regen ebenfalls den Hautstoffwechsel an und setzen Glückshormone frei.

**Die Lunge:** Das Atmungsorgan reguliert das empfindliche Säure-Basen-Gleichgewicht im Blut, indem es Kohlendioxid entweder vermehrt ausscheidet oder zurückhält. Deine Lunge liebt frische Luft, bewusstes tiefes Atmen und leichte körperliche Anstrengung. Ideal sind ein Waldlauf, Strandspaziergang oder eine morgendliche Yogasession am geöffneten Fenster. Beim Atmen entgiftest du auch ganz konkret: Mit jedem Atemzug scheidest du Kohlensäure aus.

**Der Darm:** Dieses Organ ist wie die Niere ganz offenkundig ein Ausscheidungsorgan. Alle Substanzen, die unser Organismus gebrauchen kann, werden hier aus der Nahrung aussortiert und dem Stoffwechsel zugeführt. Alles andere wird gesammelt, gebunden, eingedickt und über den Stuhlgang entsorgt. Was dem Darm guttut, sind vor allem Ballaststoffe und eine ausgewogene, basenbetonte Ernährung, wie sie hier beschrieben wird. Achte auch auf deine Darmflora. Die Gesamtheit der individuellen Darmbakterien spielt eine entscheidende Rolle für das Immunsystem, aber auch für Übergewicht und die Art, wie wir Nahrung verwerten. Je vielfältiger sie ist, desto besser. Oft sind die Bakterien durch Antibiotika-Einsatz oder einseitige Ernährung verarmt. Durch Gabe von magensaftresistenten Bakterienstämmen kann der Bewuchs regelrecht »aufgefrischt« werden. Erkundige dich beim Arzt oder in der Apotheke nach entsprechenden Kuren.

## Vertraue deinem Körper

Es ist gut, wenn wir unserem Körper Gutes tun, ihn entlasten, pflegen und schützen. Aber wir dürfen auch auf die Kräfte der Selbstregulation, auf ausgeklügelte Schutzmechanismen und enorme Abwehrkräfte vertrauen, die uns die Natur im Laufe der Evolution geschenkt hat. Hinzu kommen die Errungenschaften der modernen Medizin, eine gute Versorgung mit Nahrung und sauberem Wasser sowie ein komfortables Leben in beheizbaren, trockenen Wohnungen. Zusammengenommen haben diese Faktoren zu einer ständig ansteigenden Lebenserwartung geführt. Es gibt also keinen Anlass, sich übertriebene Sorgen zu machen – zumal Angst und Verunsicherung uns mental eher schwächen, also ganzheitlich betrachtet eher zur »sauren« Seite deiner Lebensbilanz gehören. Habe Vertrauen in die Fähigkeiten deines Körpers, du hast allen Grund dazu!

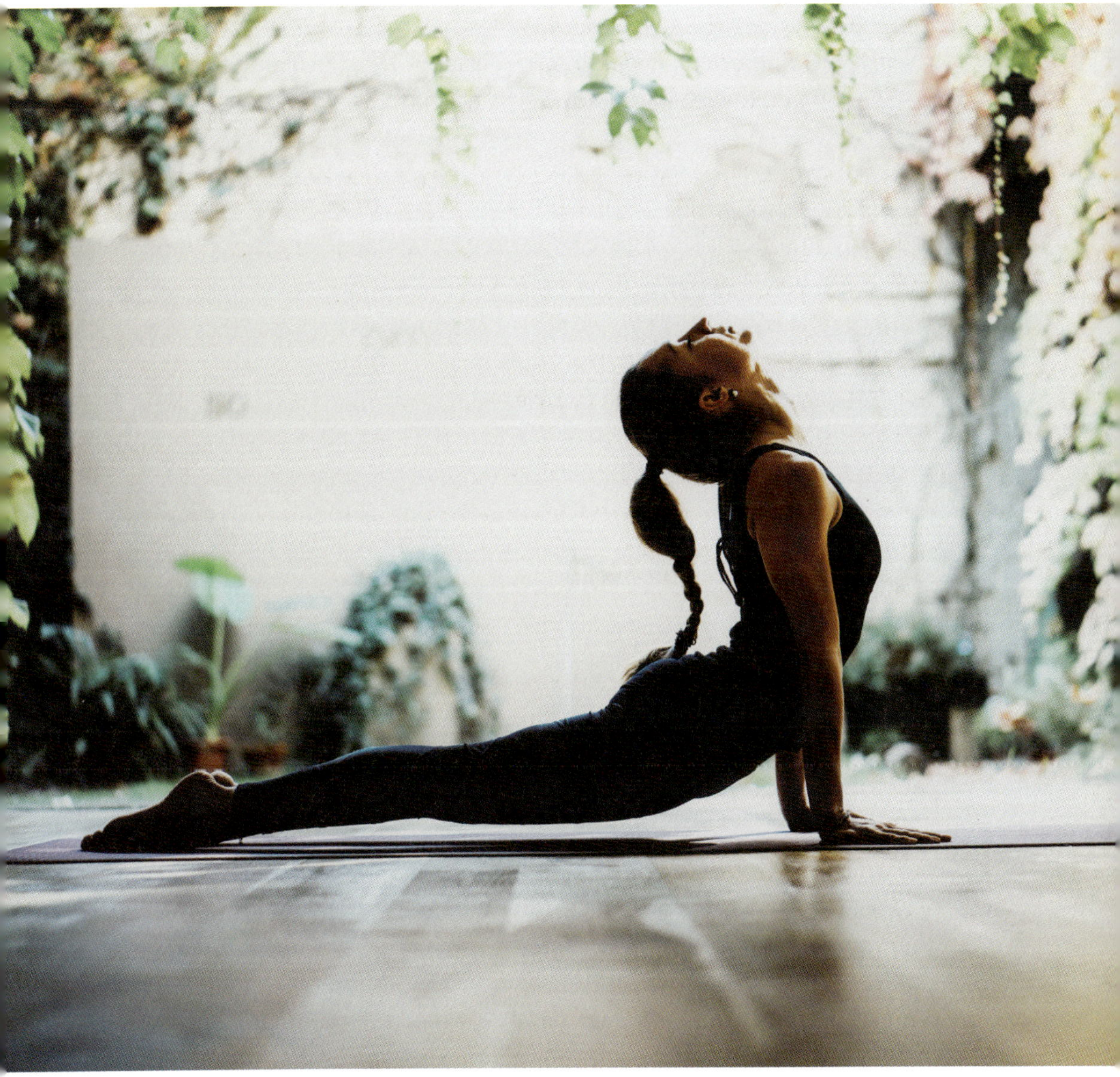

## Trinken und Ausscheiden

Mit jedem Schluck Wasser verbesserst du deine Säure-Basen-Bilanz in Richtung basisch! Denn Wasser ist das Transportmittel Nummer eins in unserem Organismus. Sämtliche Stoffwechselprozesse profitieren davon, wenn genug Flüssigkeit vorhanden ist. Vor allem fördert Wasser den Transport und die Ausscheidung von Säuren. Erste Wahl sind Leitungswasser, stilles Mineralwasser, Heilwasser und Kräuter- oder Früchtetees. 1,5 bis 2 Liter pro Tag werden benötigt, um unsere Organe, Zellen, Gewebe und unseren Kreislauf ausreichend zu versorgen.

Du solltest kein Mineralwasser aus PET-Flaschen trinken. Der Grund: Flaschen aus Polyethylenterephthalat sind zwar leicht und sparen Gewicht und Treibstoff beim Transport. Doch die Mehrwegflaschen müssen ohne Erhitzung entkeimt werden. Bei der sogenannten Kaltentkeimung wird Dimethyldicarbonat (E 242) eingesetzt. Der farblose, leicht stechend riechende Zusatzstoff ist ätzend, leicht entflammbar, giftig und dennoch als deklarationsfreies Kaltentkeimungsmittel zugelassen, da es im Wasser zerfällt und nach dem Öffnen der PET-Flaschen nicht mehr nachweisbar ist. Das zweite Problem: PET-Flaschen können aufgrund der enthaltenen Weichmacher eine hormonähnliche Wirkung entfalten, das haben Forschungen ergeben. Mögliche Folgen: Veränderungen der Spermienqualität, Vergrößerung der Prostata und gehäuftes Auftreten von Diabetes und Fettstoffwechselstörungen. Stelle deshalb einfach auf Glasflaschen um.

### Mineralstoff-Booster Heilwasser

Wasser ist nicht nur dein Lebenselixier, es ist auch das ideale Transportmittel für basische Mineralstoffe – sofern welche darin sind. Heilwasser enthält besonders viel davon. Laut Gesetz muss mindestens ein Gramm gelöste Mineralstoffe oder Spurenelemente mit nachweislicher medizinischer Wirkung in dem natürlichen Quellwasser enthalten sein, damit es sich so nennen darf. Welche Inhaltsstoffe drin sind, steht auf dem Etikett. Die wichtigsten Mineralstoffe im Heilwasser sind:

**Hydrogencarbonat:** Neutralisiert Säuren und regelt so den pH-Wert des Blutes; ist gut gegen Sodbrennen. Hydrogencarbonat verhindert die Bildung von Harnsteinen, da die Harnsäure besser gelöst und ausgeschieden wird. Gut: Werte ab 1300 mg Hydrogencarbonat pro Liter.

**Kalium:** Motor vieler Zellfunktionen, regelt den Wasserhaushalt und das Säure-Basen-Gleichgewicht. Wichtig für den Herzmuskel. Optimal: Werte ab 20 mg Kalium pro Liter.

**Kalzium:** Sorgt für gesunde Knochen und Zähne. Schützt vor Osteoporose. Gut: Werte ab 250 mg Kalzium pro Liter.

**Magnesium:** Wichtig für den Aufbau basischer Verbindungen; außerdem schützt das Mineral vor Herz- und Kreislauf-Erkrankungen sowie vor Muskelkrämpfen. Magnesium hat eine zentrale Bedeutung für dein Nervensystem und hilft bei großem Stress. Gut: Werte ab 100 mg Magnesium pro Liter.

## Über den gesunden Umgang mit Genussmitteln

Es ist schon blöd: Alles, was Spaß macht, ist säurebildend und damit potenziell schädlich. Doch gerade für Genussmittel gilt die bekannte Regel: Die Dosis macht das Gift. Wie schon mehrfach betont, kommt es immer auf das Gleichgewicht an.

Je »basischer« dein Leben ist, desto größer sind die Pufferkapazitäten deines Systems. Basisch ist dabei ganzheitlich zu verstehen, schließt also auch deinen Lebensstil mit ein. Gelingt es dir, deine Ernährung, dein Privat- und Familienleben und deine Arbeitswelt überwiegend »basisch« zu gestalten, dann ist gegen einen maßvollen Umgang mit Genussmitteln wie Kaffee, Süßigkeiten und Alkohol nichts einzuwenden.

Einzig das Rauchen nimmt eine Sonderstellung ein. Zahlreiche Studien belegen, dass auch Gelegenheits- und sogar Passivraucher einem deutlich erhöhten Krebs- und Herz-Kreislauf-Risiko ausgesetzt sind. Beim Tabakkonsum gilt daher die Nulltoleranz. Eine Tasse Cappuccino, ein Glas Rotwein, ein Riegel Schokolade sind hingegen kein Problem, wenn dein Leben grundsätzlich basisch ausgerichtet ist. Eine Ausnahme gilt natürlich für den Alkoholkonsum während der Schwangerschaft: In dieser Zeit sind alkoholische Getränke absolut tabu!

Zum gesunden Umgang mit Genussmitteln gehören Aufmerksamkeit und Bewusstsein. Jeder kennt das: Wir sitzen vor dem TV-Gerät und verfolgen eine spannende Sendung, neben uns eine Tüte Chips oder eine Tafel Schokolade – schwuppdiwupp ist alles aufgegessen. War das ein bewusster Genuss? Wohl kaum. Wir haben die Chips (oder Schokolade) einfach nebenbei aufgefuttert, ohne das richtig zu merken. Und das ist das Hauptproblem: Es war nicht einmal ein Genuss. Es ist uns einfach so passiert.

Hätten wir jedes Stückchen Schokolade mit allen Sinnen genossen, wäre nach zwei oder drei Riegeln vielleicht sogar das Gefühl aufgetaucht, dass es nun genug ist. Denn wenn wir aufmerksam in uns hineinhören, können wir sehr gut wahrnehmen, ob uns das nächste Stückchen wirklich noch guttut. Schließlich wissen wir doch ganz genau, wie wir uns fühlen, wenn wir uns eine ganze Tafel Schokolade einverleibt haben – pappsatt, klebrig und überzuckert.

## Fasten und Entschlacken

Fasten ist gesund. Zahlreiche Studienergebnisse und klinische Erfahrungen beschreiben und belegen die positiven Auswirkungen des temporären Nahrungsverzichts bei verschiedenen Leiden wie beispielsweise Allergien, Bluthochdruck, Diabetes, Fettstoffwechselstörungen, Herzerkrankungen und Rheuma. Kein Wunder, dass dieses traditionelle Naturheilverfahren sich inzwischen auch in der Schulmedizin etablieren konnte. Anders verhält es sich mit der Vorstellung, durch das Fasten eine innere Reinigung zu bewirken und sich von schädlichen Ablagerungen, sogenannten Schlacken, zu befreien. Kritiker führen ins Feld, dass solche Schlacken in unserem Stoffwechsel gar nicht vorkommen. Grund genug, einmal genauer hinzuschauen.

### Entschlacken: Was bedeutet das?

Sich vorzustellen, dass ein verschlacktes Ofenrohr gereinigt werden soll, ist weder hilfreich noch zutreffend, wenn es darum geht, die reinigende und entgiftende Wirkung einer Stoffwechselkur zu umschreiben. Denn dem neuen, wissenschaftlichen Verständnis zufolge wird der Begriff der Entschlackung deutlich weiter gefasst. Er beschreibt all jene positiven Aspekte und Wirkungen, die sich durch das Fasten nachgewiesenermaßen im Stoffwechsel einstellen. Die wichtigsten Veränderungen sind:

- Abbau von Blutfetten (Triglyceride, Cholesterol, LDL), die unsere Gefäße schädigen
- Abbau von Harnsäure, die zu Gicht führen kann
- Ausscheidung schädlicher langkettiger Zucker-Eiweiß-Verbindungen (Advanced Glycated Endproducts) aus industriellen Nahrungsmitteln, die Arteriosklerose und Alterungsprozesse verstärken
- Abbau von Säuren aus Geweben und Organen
- Abbau von Fettreserven; unser Fettgewebe – das größte hormonbildende Organ im Körper – produziert Hormone mit negativen Effekten für unsere Gesundheit wie Bluthochdruck und Diabetes.

Sobald wir unserem Körper über eine längere Zeit keine Nahrung zuführen, stellt sich der Stoffwechsel um. So beginnt unsere Leber bereits nach etwa 24 Stunden, Fettreserven zur Energiegewinnung heranzuziehen. Fettdepots werden abgebaut und in Energie umgewandelt. Um diesen Prozess in Gang zu bringen, müssen wir nicht einmal ganz auf Nahrung verzichten. Schon bei einer täglichen Energieaufnahme von weniger als 500 Kilokalorien setzt dieser Vorgang ein. Daher ist unsere Fastenwoche für genau diesen Kalorienwert konzipiert. Ein weiterer Vorteil: Bei einer Nulldiät besteht die Gefahr, dass zur Energiegewinnung Muskulatur abgebaut wird. Dies vermeiden wir durch die geringe Kalorienzufuhr.Aber auch mental stellen sich positive Veränderungen ein. Da dein Organismus beim Fasten kaum noch Arbeit in die Verdauung der Nahrung stecken muss, fließt dir reichlich Energie zu. Viele Menschen erleben schon nach kurzer Fastenzeit ein Gefühl der Euphorie, fühlen sich leichter, stärker und fröhlicher als sonst. Oft stellt sich auch eine Schärfung der Sinne ein: Das Gehör, der Geruchs- und Geschmackssinn reagieren feiner und genauer auf Reize. Versuche, während dieser Woche offen für diese Veränderungen zu sein und sie bewusst wahrzunehmen.

## Gut kauen ist basisch

Schnell, unkonzentriert und nebenbei zu essen ist eine typische Unsitte unseres modernen Lebens. Wir futtern direkt vor dem Computerbildschirm, im Stehen oder unterwegs in Bus und Bahn. Von Ruhe und Genuss keine Spur. Wer seinem Magen in kürzester Zeit eine wilde Mischung aus hektisch zerkleinerten groben Brocken zumutet, muss sich über Völlegefühl, Magengrummeln und Sodbrennen nicht wundern. Denn die Verdauung beginnt bereits in unserer Mundhöhle! Die meisten wissen das, doch die wenigsten ziehen die nötige Konsequenz daraus.

Wenn du dir die Zeit nimmst, jeden Bissen wirklich gut durchzuarbeiten, entlastest du dein gesamtes Verdauungssystem. Nachdem du 30 bis 50 Mal gekaut hast, landet nämlich ein gut eingespeichelter, feiner Speisebrei in deinem Magen – Schonkost, die deinem Organismus eine Menge Kraft erspart. Woran das liegt? Weil mit dem Speichel bereits wichtige Enzyme in die Nahrung gelangen. So produzieren die Speicheldrüsen zum Beispiel ein Enzym, das speziell für die Aufspaltung von Kohlenhydraten gebraucht wird, die sogenannte Alpha-Amylase.

Die Nahrungsaufnahme sollte darum grundsätzlich in einer ruhigen, entspannten Atmosphäre stattfinden. Basisch essen bedeutet nämlich auch, mit allen Sinnen zu genießen und den Lebensmitteln Wertschätzung entgegenzubringen. Das beginnt damit, dass wir genau hinsehen, was wir essen – und unser Essen auch ansprechend anrichten, denn wie heißt es so schön: »Das Auge isst mit.« Hinzu kommen der Geruch, die Konsistenz und schließlich der Geschmack. All das kann man bewusst wahrnehmen, wenn man sich Zeit lässt und die Mahlzeit zelebriert. Schöner Nebeneffekt: Gut zu kauen fällt dann gleich viel leichter.

## Gut gekaut – halb verdaut

Wer sich beim Essen Zeit lässt und jeden Happen 30 bis 50 Mal kaut, profitiert gleich mehrfach:

1. **Kein Sodbrennen:** Wer schnell isst, produziert wenig Speichel. Zum Ausgleich muss mehr Magensäure produziert werden. Sodbrennen ist daher eine typische Folge hektischen Essens.
2. **Entlastete Bauchspeicheldrüse:** Eine Studie zeigte, dass Teilnehmer, die gründlich gekaut hatten, anschließend niedrigere Blutzucker- und Insulinwerte hatten als bei der gleichen Nahrungsmenge, die hastig verspeist wurde.
3. **Keine Blähungen:** Wer gut kaut, schluckt weniger Luft. Völlegefühle, Magendruck und Blähungen unterbleiben oder können reduziert werden.

4. **Schnellere Sättigung:** Wer gut kaut und dadurch langsamer isst, gibt seinem Magen genug Zeit, rechtzeitig Sättigungssignale an das Gehirn zu senden. Das ist gut für Menschen, die abnehmen möchten.
5. **Leichtere Verdauung:** Weil die Nahrung durch das sorgfältige Kauen bereits fein zerkleinert ist, vergrößert sich die Angriffsfläche für die Verdauungsenzyme.

## Basischer Urlaub

Ein All-inclusive-Urlaub ist die systematische Verleitung zu übermäßigem Essen und Trinken bei gleichzeitiger Inaktivität. Die Folgen: zu viel Sonne, zu viel Alkohol, zu viele Kalorien. All-inclusive ist das Synonym für gesundheitsschädliches Verhalten im Urlaub (in die gleiche Kategorie gehört die Unsitte der All-you-can-eat-Angebote in Restaurants).

Den ganzen Tag abwechselnd essen oder in der Sonne braten, den Flüssigkeitsverlust bereits ab Mittag mit alkoholischen Getränken ausgleichen und am Abend noch mal so richtig zulangen, weil es ja nichts extra kostet – da kann unser Organismus froh sein, wenn die Strapazen nach vierzehn Tagen endlich vorbei sind und mit dem Arbeitsalltag wieder eine halbwegs vernünftige Lebensweise einsetzt. Erholung ist so ein Urlaub für den Körper jedenfalls nicht! Im Gegenteil: Dass die All-inclusive-Tage stark zur Säurebildung beitragen, liegt nicht nur am meist fleischlastigen und mit Süßspeisen überladenen Buffetangebot, sondern hinzu kommen Alkohol und stark zuckerhaltige Softdrinks. Zudem sorgt übermäßiges Sonnenbaden für oxidativen Stress und Hautschäden.

Zum Glück geht es auch anders. Schließlich steht es jedem frei, wie er seine Ferien verbringen möchte. Wenn du deinen Urlaub als Chance betrachtest, Erholung und Entspannung für Körper, Seele und Geist zu finden, dann sollte der Regeneration deines Stoffwechsels ein hoher Stellenwert zukommen. Denn dein körperliches Wohlbefinden ist schließlich die Basis für alles andere. Ein paar freie Tage sind eine gute Gelegenheit, sich mit dem Thema Entsäuerung und Entschlackung zu befassen und erste praktische Schritte in diese Richtung zu unternehmen – zum Beispiel, indem du mit der Detox-Stoffwechselkur aus diesem Buch beginnst.

Statt tagelang am Pool oder Strand herumzuhängen und unserer Haut eine ungesunde Portion Extrastress zu verpassen, können wir ja auch die Gegend erkunden, und zwar zu Fuß oder mit dem geliehenen Rad. Wenn es dann am Abend zurück in die Herberge geht, hat sich ein gesunder Appetit eingestellt, der dann auch guten Gewissens gestillt werden darf. Schließlich hast du durch deine Aktivität tagsüber ein paar Hundert Kalorien verbrannt. Wanderurlaub, ob als Gruppenveranstaltung gebucht oder privat organisiert, ist eine gute Möglichkeit, körperliche Aktivität und gesunde Ernährung miteinander zu verbinden.

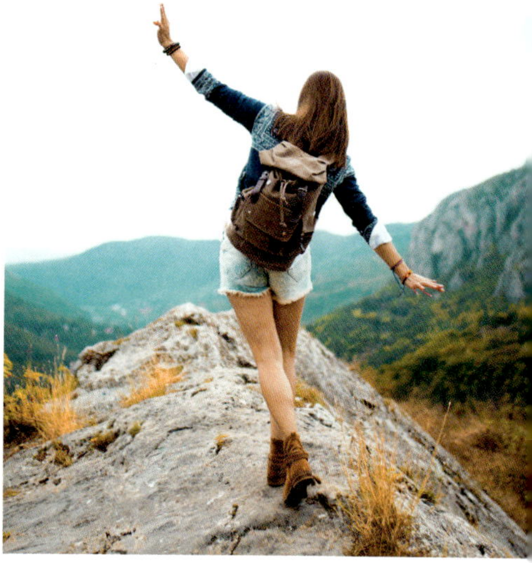

**TIPP:** Fastenwandern ist die Kombination von Wanderurlaub mit einer basischen Fastenkur. Durch die tägliche, moderate Aktivität an der frischen Luft wird der Entgiftungs- und Reinigungsprozess der Fastenkur gefördert.

## So gelingt dein basischer Aktivurlaub

**Akklimatisieren:** Wie der Name schon sagt, geht es in den ersten Tagen darum, dass wir unserem Körper etwas Zeit geben, sich an das veränderte Klima am Urlaubsort zu gewöhnen. Gib deinem Organismus die Chance, sich an die veränderten Temperaturen, die Luftfeuchtigkeit und höhere Sonneneinstrahlung anzupassen. Ein weiterer Faktor ist die Höhe über dem Meeresspiegel. Wanderurlauber benötigen zwei bis drei Tage Zeit, um die dünnere Luft und den niedrigeren Luftdruck zu kompensieren, bevor es mit den anstrengenden Bergtouren losgeht.

**TIPP:** Am ersten Tag ruhe und erkunde die Gegend, am zweiten Tag setze dich maximal der halben Belastung aus und starte erst am dritten Tag mit dem »normalen« Aktivprogramm.

**Moderate Belastung:** Radfahren, Bergsteigen, Surfen und Wandern – Aktivurlaub klingt erst einmal supergesund. Doch die Aktivität darf nicht in Stress ausarten. Wer aus dem Flieger direkt aufs Rad steigt und unter südlicher Sonne losstrampelt, dem drohen Hitzschlag, Sonnenstich, Kreislaufkollaps und Störungen des Verdauungstraktes.

**TIPP:** Setze dir keine zu hohen Ziele. Wenn du im Team unterwegs bist, befreie dich möglichst von Leistungsdruck und Konkurrenzdenken. Kräfte zu messen und verbissen um die beste Zeit zu kämpfen – unter Männern ein beliebtes Ritual – führt zudem zur Übersäuerung der Muskulatur und birgt ein hohes Verletzungsrisiko.

**Leichte Kost:** Zu fett, zu viel und dann noch ungewohnt – kein Wunder, dass viele Urlauber es mit Magen-Darm-Beschwerden zu tun bekommen.

**TIPP:** Für die Ernährung im Urlaub gilt: Gib deinem Stoffwechsel etwas Zeit, sich an die Veränderungen zu gewöhnen. Bis dahin gilt die altbekannte Wahrheit: Weniger ist mehr!

**Moderater Alkoholkonsum:** Im Urlaub neigen viele Menschen zu gesteigertem Alkoholkonsum. Der Alltag ist fern, die Abende sind lang – schnell macht sich eine entsprechende Feierlaune breit. Und außerdem können wir ja morgen ausschlafen! Dass es dann auch leicht ein paar Gläser mehr werden, ist verständlich, aber nicht gesund.

**TIPP:** Trinke Weinschorle (halb Wein, halb Wasser) oder zu jedem Glas Wein ein Glas Wasser. So stillst du deinen Durst mit der halben Alkoholmenge.

**Zur Ruhe kommen:** Urlaub bietet die einmalige Chance, in sich zu gehen, loszulassen und endlich mal zur Ruhe zu kommen. Erst wenn dies gelungen ist, sind wir wirklich offen dafür, neue Eindrücke zu gewinnen und vielleicht sogar zu neuen Erkenntnissen zu gelangen.

**TIPP:** Nichts tun! Das ist gar nicht so einfach und gleichzeitig die beste Methode, um herunterzukommen. Nichts tun bedeutet auch, sich nicht durch ein Smartphone oder Ähnliches ablenken zu lassen. Also gehe offline und versuch's mal – wenigstens für ein paar Stunden.

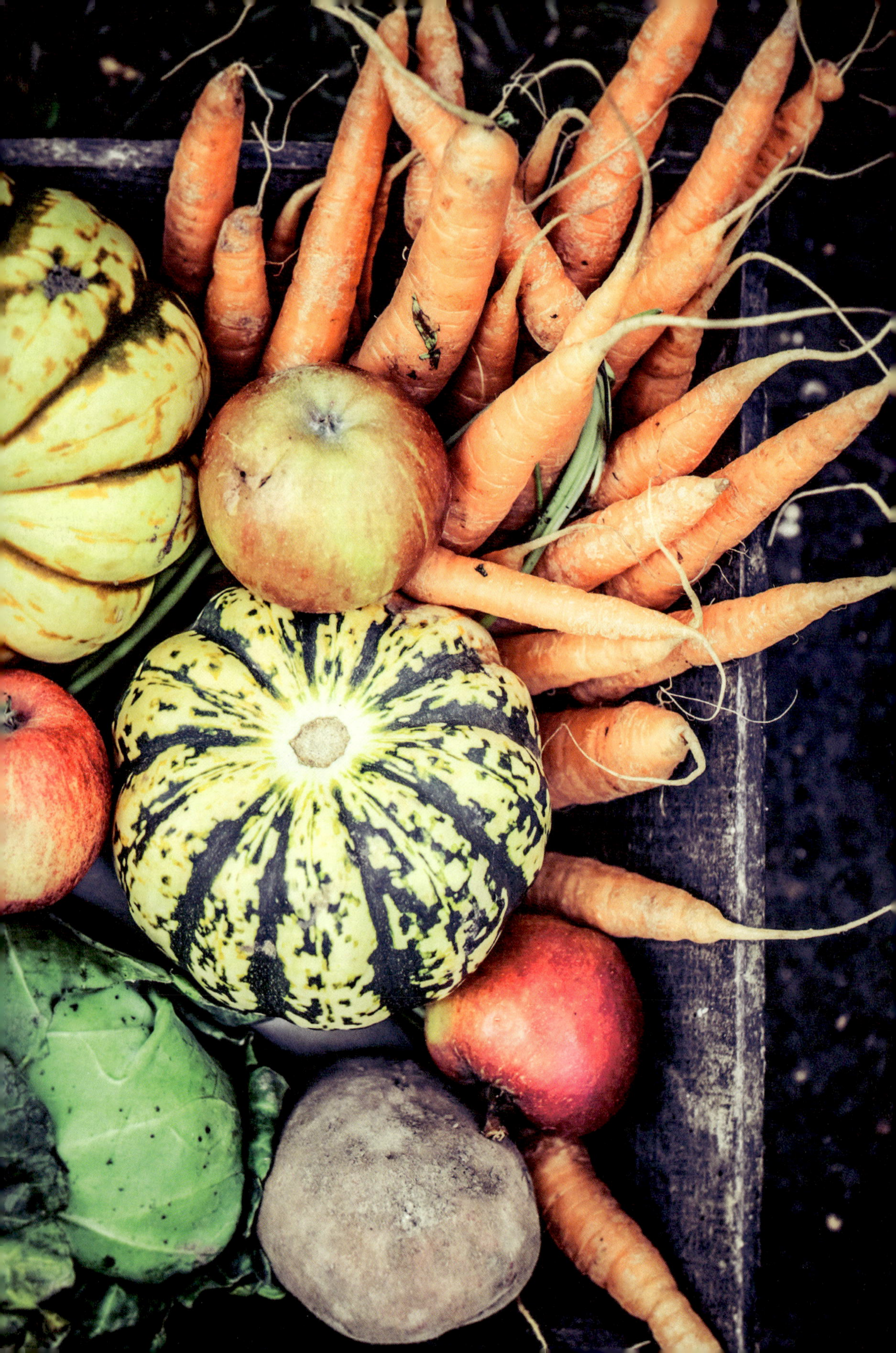

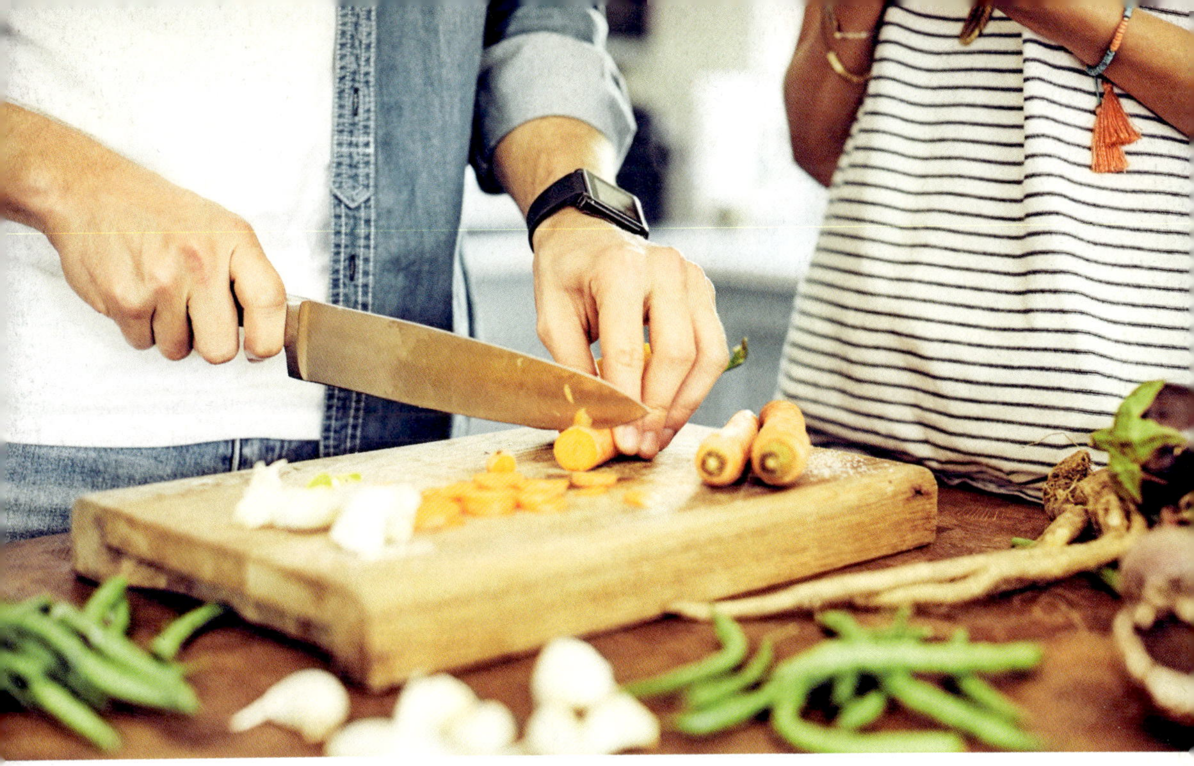

# Deine Detox-Stoffwechselkur

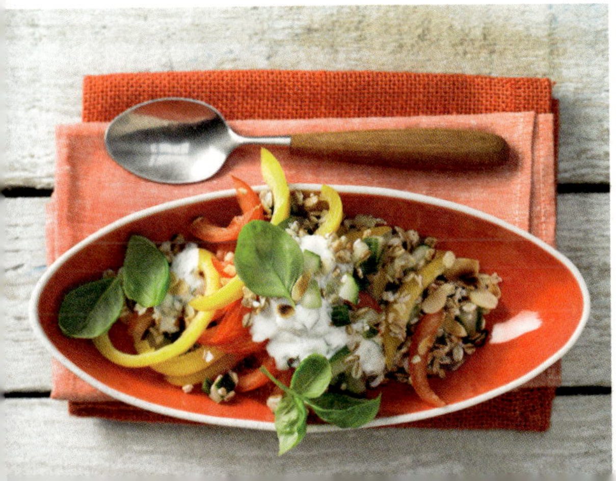

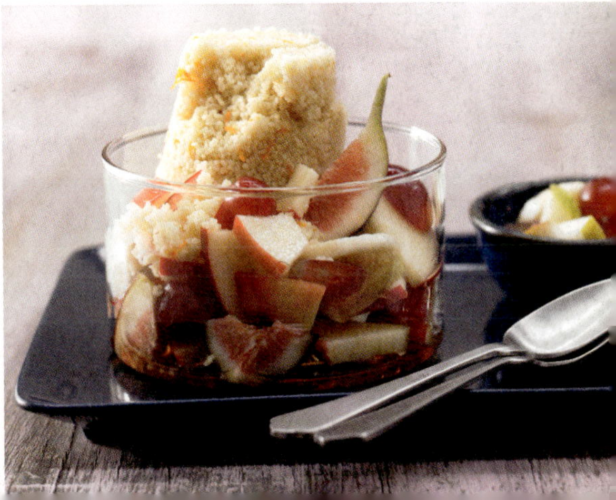

# 1. WOCHE: VORBEREITUNGSWOCHE

Die erste Woche dient dem Übergang von deiner gewohnten Ernährung in die Entgiftungsphase mit basischer Kost. Damit die Umstellung entspannt gelingt, solltest du versuchen, dich auch mental auf die Veränderung einzustellen. Freue dich auf deine Stoffwechselkur, genieße es, dir und deinem Organismus etwas Gutes zu tun. Achte auf deinen Körper, fühle in dich hinein, nimm wahr, welche Veränderungen sich einstellen. Versuche, Genussgifte wie Koffein, Alkohol und Zucker zu reduzieren oder besser ganz darauf zu verzichten. Die Daily-Detox-Challenge für diese Woche, dein basisches Aktivprogramm für ganzheitliche Balance, beginnt auf Seite 101.

Die Rezepte für diese Woche sind rein pflanzlich und damit durchgehend basisch und vegan. Die Zutaten sind leicht verdaulich und helfen bei der Umstellung und Entlastung deines Stoffwechsels. Durch den Verzicht auf tierisches Eiweiß wird die Entgiftungs- und Entsäuerungsphase eingeleitet und das Säure-Basen-Verhältnis wird innerhalb weniger Tage in ein gesundes Gleichgewicht gebracht.

## So geht's

Auf den folgenden Seiten findest du Rezepte für Frühstück, Mittagessen und Abendessen. Du hast dabei die freie Wahl: Stell dir deine Mahlzeiten zusammen, wie du magst. Pro Tag darfst du dir aus jeder Kategorie ein Rezept aussuchen und kommst damit auf drei vegane Gerichte mit insgesamt circa 800 Kalorien (kcal).

**DEIN EXTRA:** Wenn du möchtest, kannst du dir täglich bis zu zwei kleine Snacks aussuchen. Eine Auswahl mit Rezeptvorschlägen findest du auf Seite 100.

### Deine Detox-Trinkkur

Gerade in der ersten Woche hat eine gute Versorgung mit Flüssigkeit oberste Priorität. Überschüssige Säuren und giftige Stoffwechselprodukte werden jetzt gelöst und müssen ausgeschwemmt werden. Wähle zur Deckung deines erhöhten Bedarfs ein Wasser mit *hohem Mineralstoffgehalt,* am besten ein Heilwasser mit staatlicher Zulassung. Heilwasser muss laut Gesetz nämlich mindestens ein

Gramm gelöste Mineralstoffe oder Spurenelemente enthalten und eine nachweislich heilende, lindernde und vorbeugende medizinische Wirkung haben. Der hohe Mineralstoffgehalt macht es zum perfekten Begleiter einer basischen Stoffwechselkur. Die ideale Dosis: Eine Flasche Heilwasser (0,7 Liter) plus 1 Liter ungesüßter Kräutertee und/oder Leitungswasser pro Tag. Setze diese Trinkkur auch in der zweiten und dritten Woche fort.

## Dein persönliches Tagebuch der Veränderung

Während deiner Stoffwechselkur werden sich Veränderungen einstellen – in deinem Stoffwechsel, in deiner Selbstwahrnehmung, in deiner Gefühlswelt und in deinem Denken. Vielleicht hast du Lust, einige Aspekte dieser Entwicklung festzuhalten. Nach innen zu horchen und Veränderungen bewusst und sensibel nachzuspüren kann den Prozess vertiefen und den Erfolg verstärken. Darüber hinaus ist es nützlich, eine Reihe konkreter Parameter wie das Gewicht und die Schlafqualität zu erfassen. Dein persönliches Tagebuch der Veränderung findest du ab Seite 158. Nimm dir die Zeit, dieses Tagebuch sorgfältig zu führen. Es bietet die Chance, die Veränderungen in den kommenden drei Wochen zu dokumentieren, und stellt damit eine gute Basis für dich dar, die Wirkung deiner Stoffwechselkur zu beurteilen.

### Intervallfasten

Durch eine lange Pause zwischen der letzten Nahrungsaufnahme des Vortages und der ersten des nächsten Tages kannst du den Effekt deiner Stoffwechselkur noch steigern. Denn das sogenannte Intervallfasten verschafft deinem Stoffwechsel Zeit und Energie für Regenerationsaufgaben. Gleichzeitig wird die Fettverbrennung gefördert. Versuche deshalb die Zeitspanne zwischen dem Abendessen und der ersten Mahlzeit des Folgetages auszudehnen, also früh am Abend zu essen und gleichzeitig das Frühstück hinauszuzögern. So verlängerst du die Fettverbrennungs- und Regenerationsphase der Nacht. Iss zum Beispiel um 17 Uhr zu Abend und frühstücke um 10 Uhr, das ergibt eine Ruhephase von 17 Stunden.

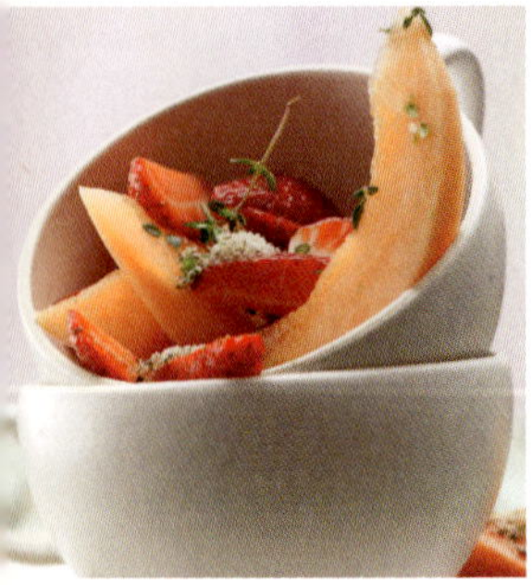

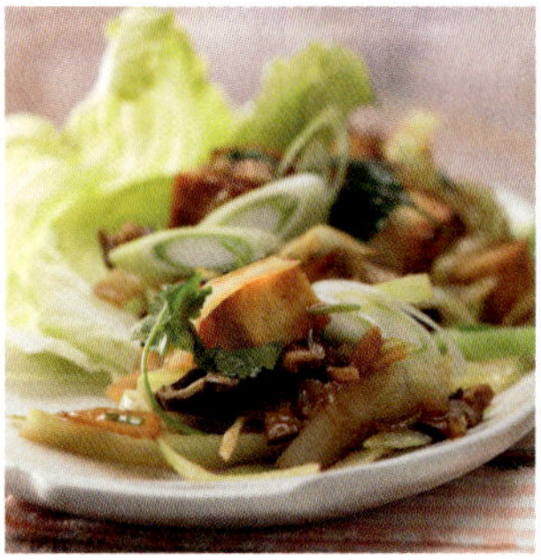

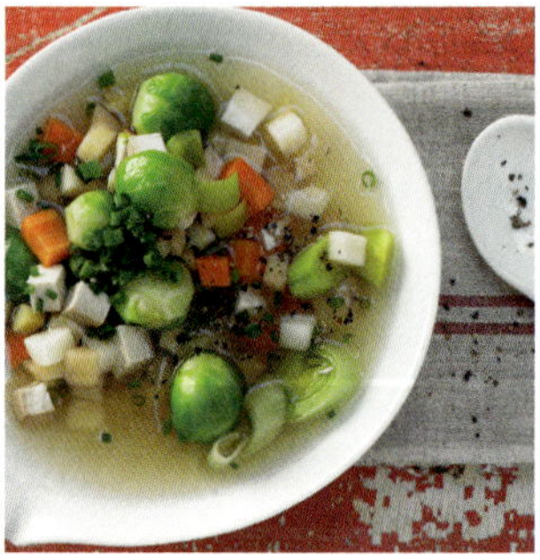

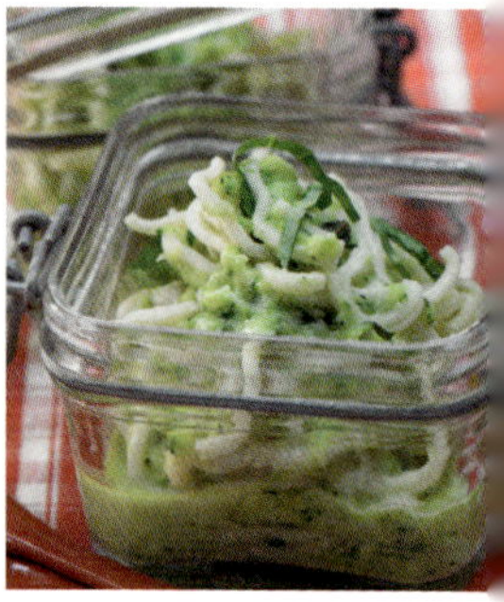

# Rezepte für die Vorbereitungswoche



Alle Rezepte gelten für eine Portion.

# ARTISCHOCKENCREME AUF MAISWAFFELN MIT MANDELN

## (VEGAN)

**20 MINUTEN | ENERGIE: 150 KCAL**

*Zutaten*

2 Tomaten

100 g Artischockenböden (Glas; Abtropfgewicht)

2 EL gemahlene Mandeln (ca. 10 g)

Salz

Pfeffer

2 Stängel Basilikum

2 Maiswaffeln

1. Die Tomaten waschen und die Stielansätze herausschneiden.
2. Tomaten vierteln, entkernen und in kleine Würfel schneiden.
3. Artischockenböden abtropfen lassen und in etwa 1 cm große Stücke schneiden. Die Hälfte in einem hohen Gefäß mit einem Stabmixer fein pürieren.
4. Das Artischockenpüree mit Artischockenstücken, Tomatenwürfeln und gemahlenen Mandeln mischen. Salzen, pfeffern und 10 Minuten ziehen lassen.
5. Inzwischen Basilikum abspülen, trocken schütteln und Blätter abzupfen. Einige Blätter zum Garnieren beiseitelegen, den Rest in feine Streifen schneiden.
6. Basilikum unter die Artischockencreme rühren, nochmals mit Salz und Pfeffer abschmecken und auf den Maiswaffeln verteilen. Mit Basilikumblättern garnieren und servieren.

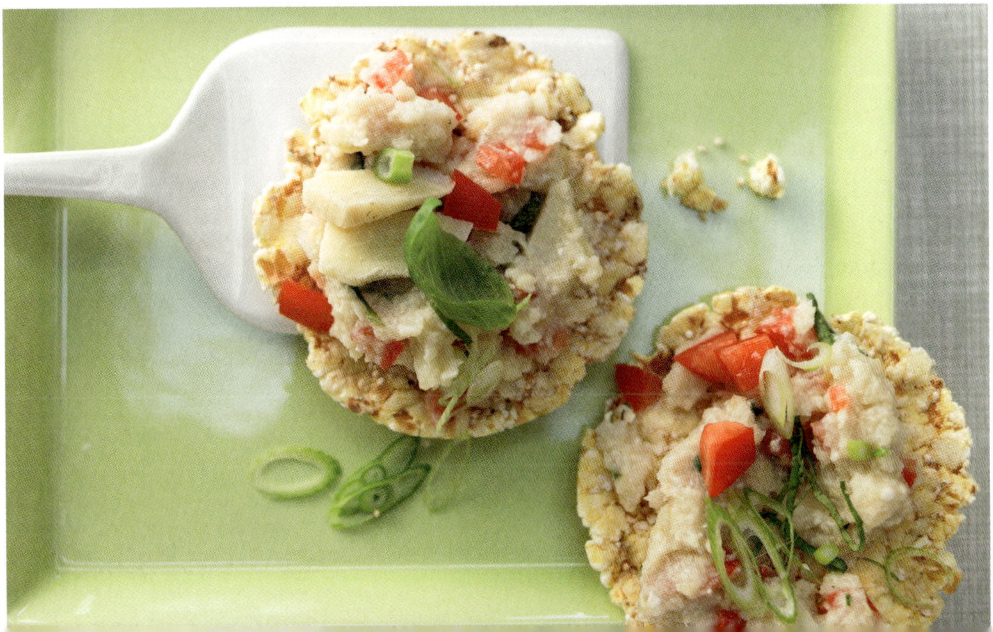

# ERDBEER-MELONEN-SALAT MIT THYMIANZUCKER (VEGAN)

**25 MINUTEN | ENERGIE: 150 KCAL**

*Zutaten*

125 g Erdbeeren

150 g Melonenfleisch (z. B. Charentais)

1 kleine Limette

2 EL Orangensaft

1 TL Ahornsirup

1 Zweig Zitronenthymian

1 TL Rohrzucker

1. Erdbeeren in einer Schüssel mit Wasser vorsichtig waschen. Auf Küchenpapier abtropfen lassen und gut trocken tupfen. Beeren putzen und je nach Größe halbieren oder vierteln.
2. Melonenfruchtfleisch in dünne Spalten schneiden. Limette waschen, trocken reiben und 1 TL Schale fein abreiben. Abrieb in eine Schüssel geben.
3. Limettenhälfte auspressen und mit dem Orangensaft zur Limettenschale geben. Alles mit dem Ahornsirup verrühren. Erdbeeren und Melone vorsichtig unterheben.
4. Zitronenthymian abspülen, trocken schütteln, Blättchen abzupfen. Ein paar Blättchen beiseitelegen. Restliche Blätter hacken und mit dem Zucker in einem Mörser fein zermahlen.
5. Zum Servieren den Erdbeer-Melonen-Salat in Schälchen anrichten. Mit dem Thymianzucker bestreuen und mit den restlichen Thymianblättchen garnieren.

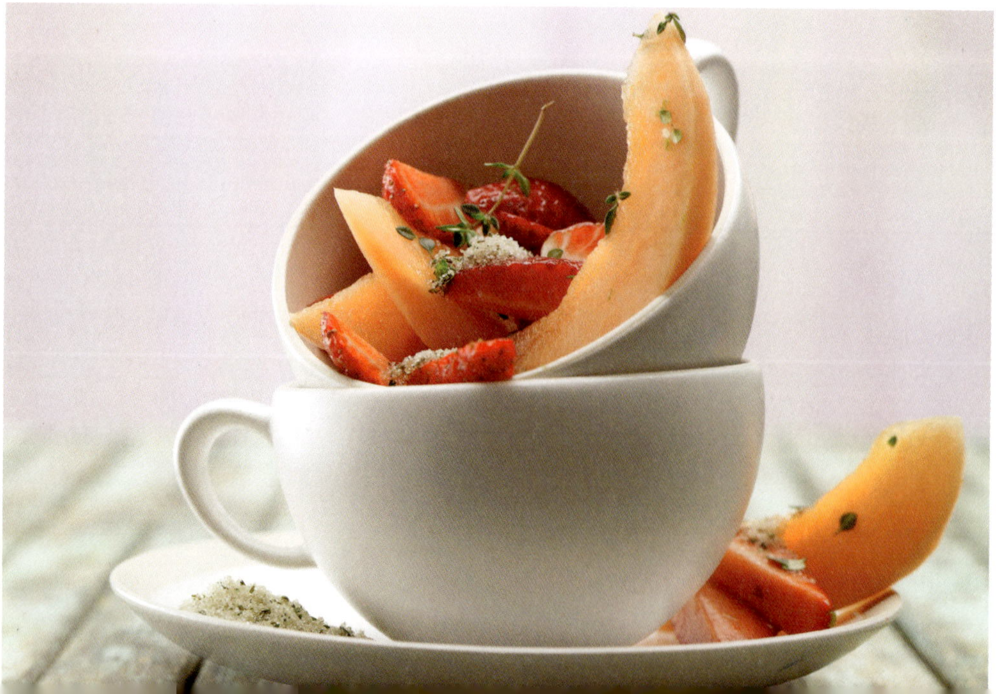

# GRÜNE FRUCHTPÄCKCHEN MIT AHORNSIRUP (VEGAN)

**20 MINUTEN | ENERGIE: 150 KCAL**

*Zutaten*

50 g grüne kernlose Weintrauben
1 kleine Kiwi
½ grünschalige Birne
50 g Melone (z. B. Galia)
1 Stück Ingwer (ca. 8 g)
1 Stückchen Zimtstange
1 Kardamomkapsel
1 EL Ahornsirup

1. Trauben waschen, in einem Sieb abtropfen lassen, von den Stielen zupfen und halbieren. Kiwi schälen und in Scheiben schneiden. Birne waschen, vierteln, entkernen und in Spalten schneiden.
2. Melone schälen und in Würfel schneiden. Ingwer schälen und fein hacken.
3. Aus Backpapier ein Stück etwa in der Größe 35 × 25 cm zurechtschneiden. Weintrauben, Kiwi, Birne, Melone und Ingwer in die Mitte geben. Die Zimtstange und die Kardamomkapsel dazugeben und den Ahornsirup darüberträufeln.
4. Das Backpapier zu einem Päckchen falten, verschließen im vorgeheizten Backofen bei 180 °C (Umluft: 160 °C, Gas: Stufe 2-3) etwa 15-20 Minuten garen. Auf einen Teller geben, leicht öffnen und genießen.

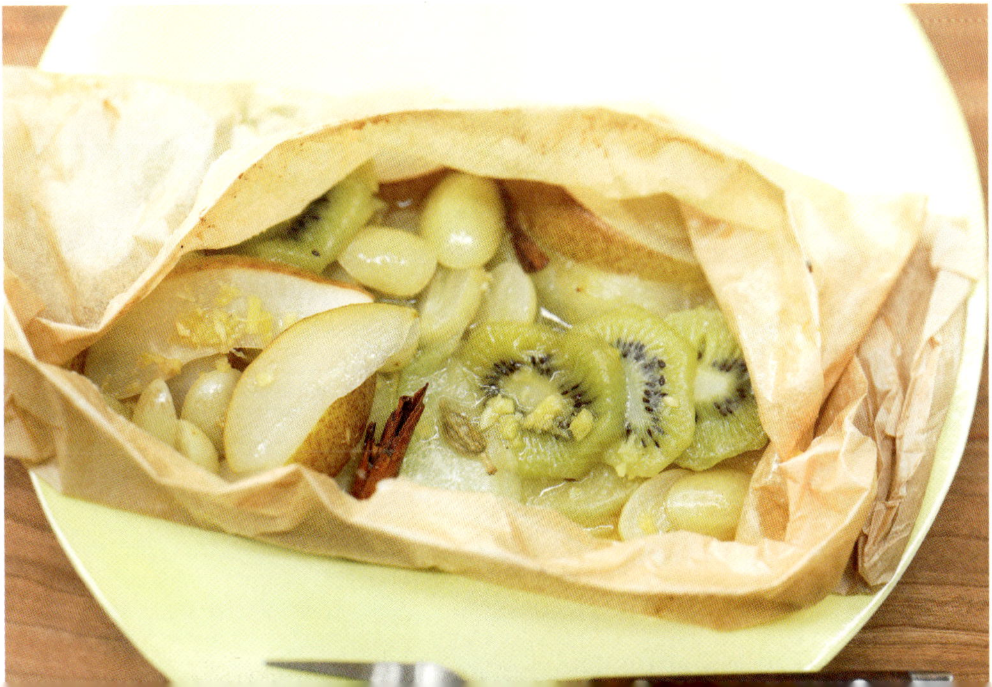

# NUDELNESTER MIT ROTE-BETE-MÖHREN-GEMÜSE (VEGAN)

**15 MINUTEN | ENERGIE: 400 KCAL**

*Zutaten*

70 g Bandnudeln
Salz
2 Wacholderbeeren
1 Möhre
1 EL Olivenöl
1 kleine Stange Lauch
1 gegarte Knolle Rote Bete (125 g, vakuumverpackt)
Pfeffer

1. Bandnudeln nach Packungsanleitung in reichlich kochendem Salzwasser bissfest garen.
2. Wacholderbeeren im Mörser grob zerdrücken. Möhre schälen und mit einem Gemüsehobel in dünne Scheiben schneiden.
3. Olivenöl in einem Topf erhitzen. Möhrenscheiben und zerdrückte Wacholderbeeren hineingeben, leicht salzen und bei kleiner Hitze etwa 2 Minuten zugedeckt dünsten.
4. Inzwischen den Lauch putzen, längs halbieren, waschen und in rund 1 cm breite Ringe schneiden. Zu den Möhrenscheiben geben, etwa 5 EL Wasser dazugießen. Weitere 5 Minuten dünsten.
5. Die Rote-Bete-Knolle trocken tupfen, in dünne Scheiben schneiden, zum Gemüse in den Topf geben und erhitzen. Mit Salz und Pfeffer abschmecken.
6. Bandnudeln nestförmig auf Tellern anrichten. Das Gemüse dekorativ in die Nudelnester füllen.

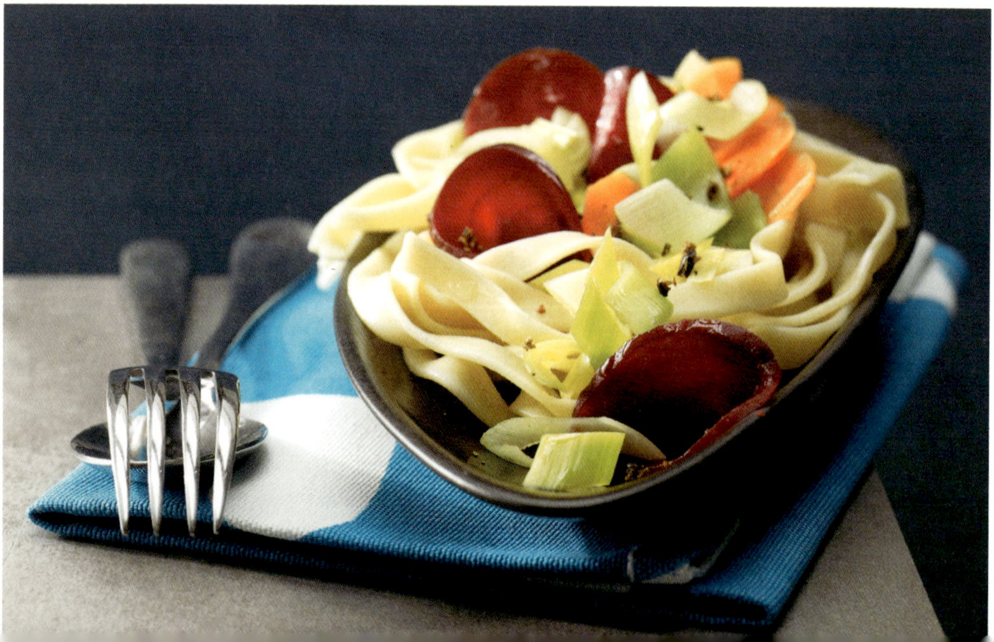

# PAPRIKA-ZUCCHINI-NUDELN MIT CHILIBRÖSELN (VEGAN)

**45 MINUTEN | ENERGIE: 400 KCAL**

*Zutaten*

1 kleine rote Paprikaschote
1 kleine Zucchini
1 EL Kapern (Glas)
1 kleine rote Chilischote
1 kleine Scheibe Vollkornbaguette
3 TL Olivenöl
70 g Bandnudeln
Salz
1 Knoblauchzehe
Pfeffer

1. Paprikaschote halbieren, entkernen, waschen und würfeln. Zucchini putzen, waschen, quer halbieren und längs in schmale Streifen schneiden. Kapern abtropfen lassen.
2. Chilischote putzen und fein hacken. Brot würfeln, mit den Händen fein zerkrümeln und in eine Schüssel geben.
3. In einer kleinen beschichteten Pfanne 2 TL Olivenöl erhitzen. Brotkrümel und Chili darin unter Rühren goldbraun rösten.
4. Nudeln bissfest garen. Inzwischen restliches Olivenöl in einer großen beschichteten Pfanne erhitzen. Zucchini darin unter Rühren bei mittlerer Hitze weich dünsten.
5. Knoblauch schälen und durch eine Knoblauchpresse direkt zu den Zucchini geben. Paprikawürfel und Kapern unterrühren. Salzen, pfeffern und warm halten.
6. Nudeln abgießen und abtropfen lassen, dabei 75 ml Nudelwasser auffangen. Nudeln und Gemüse mischen, Nudelwasser dazugeben. Mit Chilibröseln bestreuen und servieren.

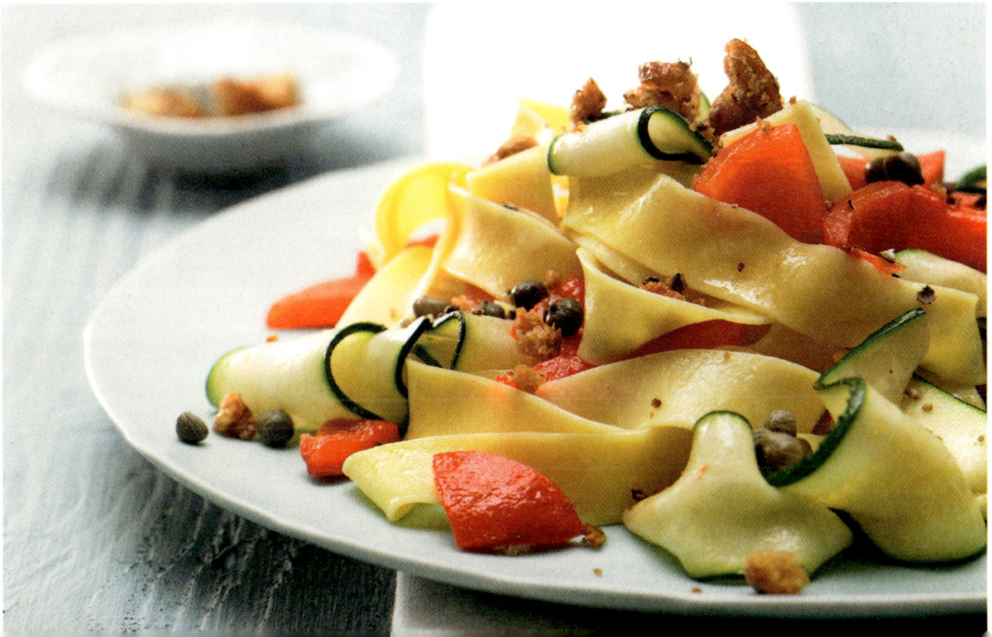

# ROTE-BETE-MÖHREN-SPROSSEN-SALAT MIT SCHAFSKÄSE (VEGETARISCH)

**25 MINUTEN | ENERGIE: 240 KCAL**

*Zutaten*

1 kleine Knolle Rote Bete
1 Möhre
1 kleine Zitrone
1 kleiner Kopf Bataviasalat
25 g Sprossen (vorzugsweise Radieschensprossen)
1 TL Honig
1 EL Olivenöl
Salz
Pfeffer
45 g Schafskäse (9 % Fett absolut)

1. Rote Bete unter fließendem Wasser gründlich waschen, schälen und auf einer Kastenreibe in eine Schüssel raspeln. Dabei gegebenenfalls mit Gummihandschuhen arbeiten, damit sich die Hände nicht verfärben.
2. Möhren putzen, waschen, schälen und zur Roten Bete raspeln.
3. Zitrone halbieren und auspressen. Die Hälfte des Safts mit Möhren und Roter Bete mischen.
4. Den Bataviasalat putzen, waschen, trocken schleudern und in mundgerechte Stücke zerteilen.
5. Sprossen in einem Sieb abspülen und gut abtropfen lassen. Mit dem Salat unter Möhren und Rote Bete heben.
6. Restlichen Zitronensaft in einer kleinen Schüssel mit Honig, Öl, Salz und Pfeffer verrühren. Unter den Salat mischen. Schafskäse würfeln, über den Salat streuen und servieren.

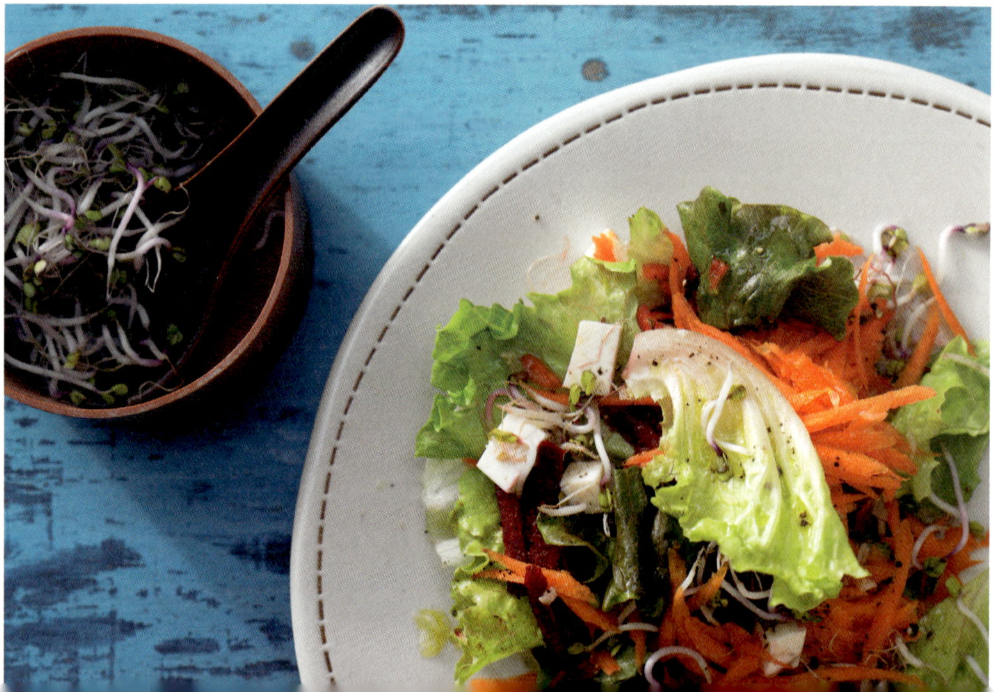

# TOFU-GEMÜSE-TOPF MIT KARTOFFELN (VEGAN)

25 MINUTEN | ENERGIE: 240 KCAL

*Zutaten*

1 große Kartoffel
100 g Knollensellerie
1 Möhre
1 kleine Stange Lauch
350 ml Gemüsebrühe
1 Lorbeerblatt
200 g Rosenkohl (tiefgekühlt)
50 g geräucherter Tofu
Muskatnuss
Salz, Pfeffer
1 EL Schnittlauchröllchen

1. Kartoffel, Sellerie und Möhre schälen, waschen und klein würfeln. Den Lauch putzen, der Länge nach aufschneiden, waschen und in etwa 1 cm breite Ringe schneiden.
2. Gemüsebrühe mit Lorbeerblatt in einem Topf aufkochen, Kartoffel-, Möhren- und Selleriewürfel dazugeben und nochmals aufkochen lassen.
3. Rosenkohl und Lauch zufügen und erneut aufkochen. Dann zugedeckt bei mittlerer Hitze etwa 15 Minuten garen.
4. Tofu ebenfalls klein würfeln, zum Gemüse geben und bei kleiner Hitze etwa 3 Minuten garen lassen. Etwas Muskat dazureiben, salzen und pfeffern.
5. Tofu-Gemüse-Topf mit Schnittlauchröllchen bestreuen.

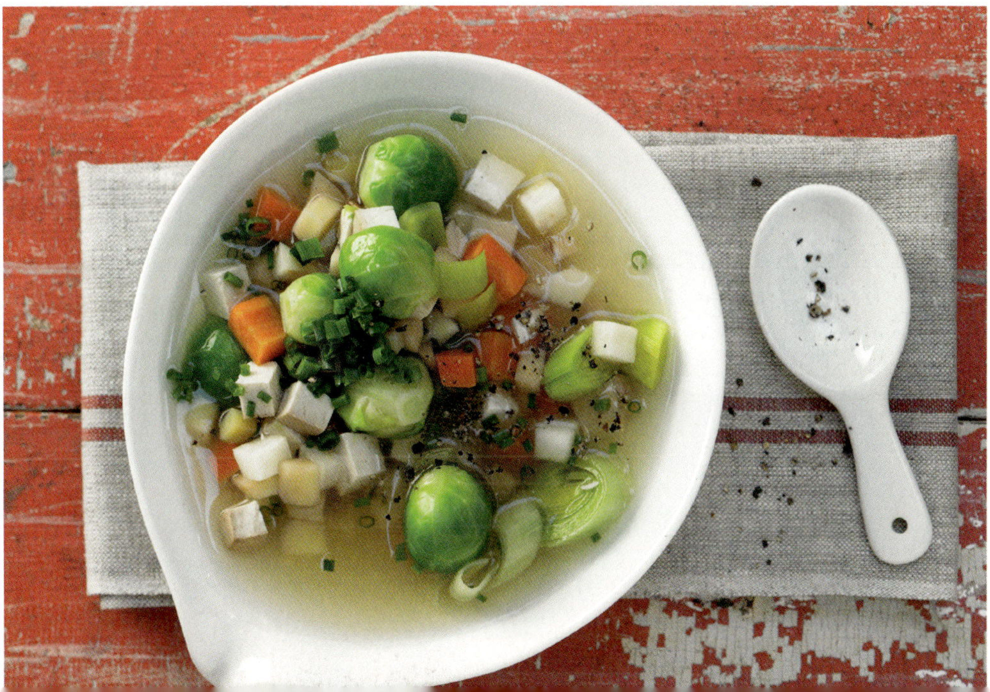

# KÜRBISEINTOPF MIT GRÜNEN BOHNEN (VEGAN)

**15 MINUTEN | ENERGIE: 100 KCAL**

*Zutaten*

1 kleine rote Zwiebel
200 g Hokkaido-Kürbis
50 g grüne Bohnen
200 ml klassische Gemüsebrühe
1 TL Kürbiskerne
Salz
Pfeffer
2 Stiele frischer Koriander

1. Die Zwiebel schälen und fein würfeln. Kürbis in etwa 1 cm große Würfel schneiden.
2. Bohnen waschen, in einem Sieb abtropfen lassen, putzen und schräg in 5 mm dicke Scheiben schneiden.
3. Zwiebelwürfel und Bohnenscheiben mit der Brühe in einen Topf geben. Aufkochen lassen und zugedeckt 2 Minuten garen.
4. Kürbisstücke dazugeben, nochmals aufkochen und zugedeckt bei kleiner Hitze weitere 8–10 Minuten garen.
5. Inzwischen die Kürbiskerne fein hacken. In einer kleinen Pfanne ohne Fett anrösten und abkühlen lassen.
6. Den Kürbiseintopf mit Salz, Pfeffer und fein gehacktem Koriander abschmecken. Mit den Kürbiskernen bestreuen, nach Belieben mit einigen Blättchen Koriander garnieren und servieren.

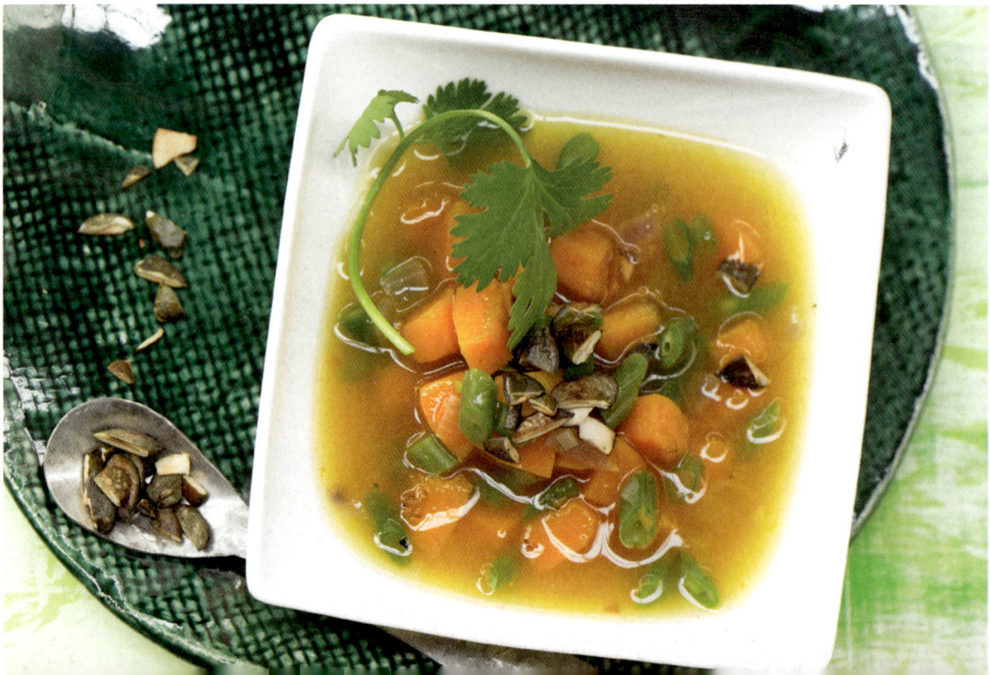

# GEBRATENES TOFU-PILZ-GEMÜSE IM SALATBLATT (VEGETARISCH)

**15 MINUTEN | ENERGIE: 180 KCAL**

*Zutaten*

4 getrocknete Shiitakepilze
2 Blätter Eisbergsalat
1 Frühlingszwiebel
1 Knoblauchzehe
1 kleines Stückchen Ingwer
1 Schalotte
100 g Weißkohl
2 Stiele Koriander
30 geräucherter Tofu
1 EL Sojasauce
1 TL Honig
1 TL Sesamöl
1 EL Rapsöl

1. Pilze in 100 ml heißem Wasser 10 Minuten einweichen. Inzwischen Salatblätter waschen und trocken tupfen. Frühlingszwiebel waschen, putzen und in dünne Ringe schneiden.
2. Knoblauch schälen und zerdrücken. Ingwer und Schalotte schälen und sehr fein hacken. Weißkohl in Streifen schneiden.
3. Die Pilze in einem Sieb abgießen und das Einweichwasser auffangen. Pilzstiele entfernen und die Pilzhüte fein hacken.
4. Koriander waschen, trocken schütteln, Stiele und Blätter getrennt fein hacken. Tofu in kleine Würfel schneiden.
5. Sojasauce in einer Schüssel mit 2 EL Pilzwasser, Honig und Sesamöl verrühren. Rapsöl im Wok erhitzen, Schalotten, Knoblauch, Ingwer und Korianderstiele 1 Minute unter Rühren andünsten.
6. Tofu zufügen und 1 Minute weiterrühren. Pilze und Kohl dazugeben und 2–3 Minuten garen. Saucenmischung zugeben und aufkochen. Korianderblättchen unterrühren. Die Mischung auf den Salatblättern verteilen. Mit Frühlingszwiebeln bestreuen.

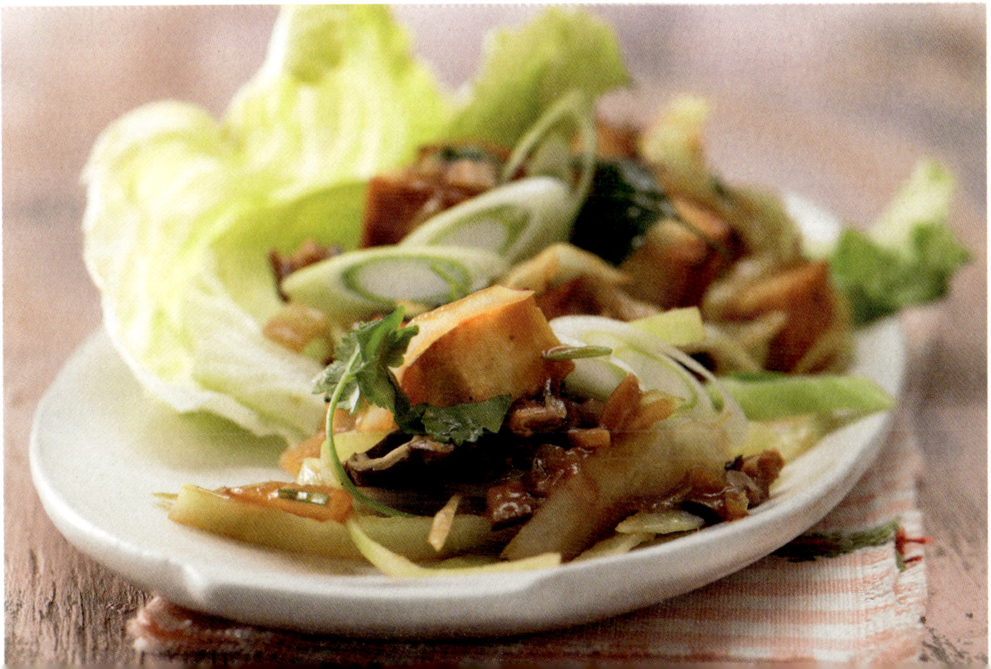

# SÜSSSAURES ASIA-GEMÜSE MIT ERDNÜSSEN (VEGAN)

**25 MINUTEN | ENERGIE: 250 KCAL**

*Zutaten*

1 kleine Möhre
1 Zucchini
1 kleine rote Paprikaschote
1 rote Zwiebel
25 g Shiitakepilze
1 Pak Choi
1 EL Öl (z. B. Erdnussöl)
1 TL Agavendicksaft
40 ml klassische Gemüsebrühe
1 EL Sojasauce
1 TL Reisessig
2 Stängel Koriander
1 EL ungesalzene geröstete Erdnusskerne

1. Möhre schälen und in dünne Scheiben schneiden. Zucchini waschen, trocken reiben, putzen und in dünne Scheiben schneiden. Paprikaschote halbieren, entkernen, waschen und in Streifen schneiden. Zwiebel schälen, halbieren und in Scheiben schneiden.
2. Shiitakepilze putzen und halbieren. Pak Choi putzen, waschen, trocken schütteln und vierteln. Den Wok heiß werden lassen, Öl hineingeben und unter Schwenken verteilen. Zwiebeln zugeben und bei mittlerer Hitze 1-2 Minuten unter Rühren anbraten.
3. Möhren, Zucchini, Pilze und Paprika zugeben und 2–3 Minuten unter ständigem Rühren braten.
4. Pak Choi, Agavendicksaft, Gemüsebrühe, Sojasauce und Essig zugeben und in 1–2 Minuten unter ständigem Rühren fertig garen.
5. Koriander waschen, trocken schütteln und grob hacken. Gemüse mit Erdnüssen und Koriander bestreuen.

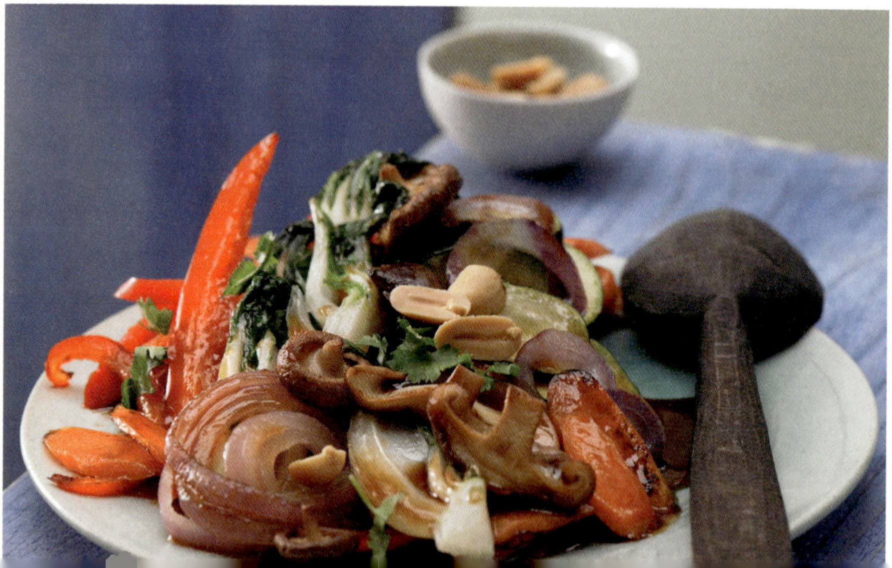

# APFEL-MAJORAN-BROTE MIT LAUCH (VEGAN)

30 MINUTEN | ENERGIE: 250 KCAL

*Zutaten*

150 g mehligkochende Kartoffeln
2 Stängel Majoran
1 kleine Stange Lauch
1 Apfel
1 TL Rapsöl
Salz
Pfeffer
1 Scheibe Dinkelvollkornbrot

1. Die Kartoffeln waschen und mit der Schale in kochendem Wasser je nach Größe 20–30 Minuten garen. Inzwischen Majoran abspülen und trocken schütteln. Die Blätter abzupfen, einige beiseitelegen und den Rest fein hacken.
2. Lauch der Länge nach halbieren, waschen, putzen und in etwa 1 cm breite Halbringe schneiden. Apfel waschen, trocken reiben und rundherum in etwa 1 cm dicken Scheiben vom Kerngehäuse schneiden. Apfelscheiben fein würfeln.
3. Öl in einer beschichteten Pfanne erhitzen. Lauch dazugeben und zugedeckt bei kleiner Hitze etwa 6 Minuten dünsten. Apfelwürfel und gehackten Majoran zufügen und 1 Minute mitdünsten. Mit Salz und Pfeffer würzen.
4. Die Kartoffeln abgießen, unter kaltem Wasser abschrecken, pellen und noch warm durch eine Kartoffelpresse drücken oder mit der Gabel zerdrücken und in eine Schüssel geben.
5. Apfel-Lauch-Gemüse unterrühren, mit Salz und Pfeffer abschmecken und abkühlen lassen. Die Brotscheiben mit dem Aufstrich bestreichen, mit Majoranblättchen garnieren und servieren.

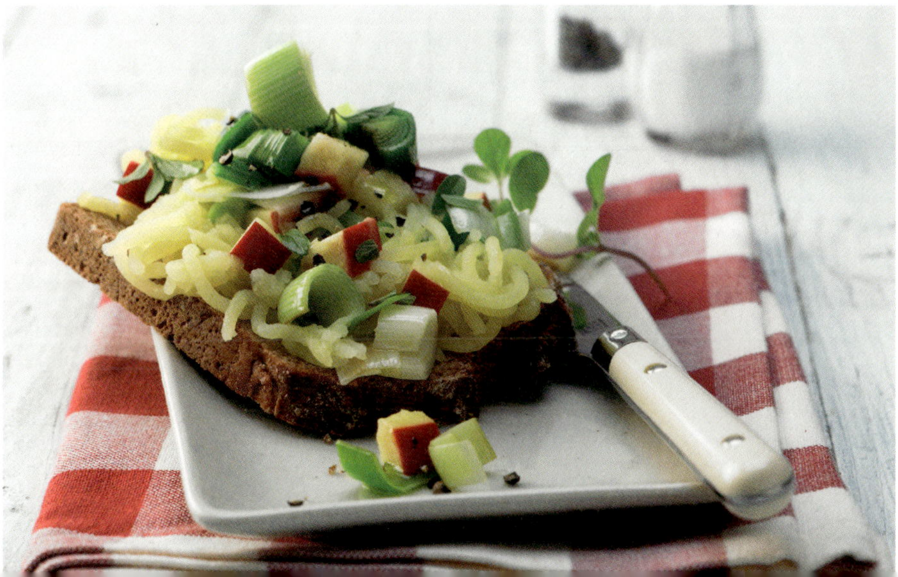

# ZUCCHINI-NUDELN IN KOKOSMILCH (VEGAN)

**15 MINUTEN | ENERGIE: 220 KCAL**

*Zutaten*

1 kleine Zucchini

1 Stängel Basilikum

50 ml ungesüßte Kokosmilch (9 % Fett)

40 g Mie-Nudeln

1 TL Rapsöl

1. Zucchini waschen, putzen und fein raspeln. Basilikum waschen, trocken schütteln, Blättchen abzupfen und sehr fein hacken.
2. Kokosmilch mit 100 ml Wasser, Zucchini und Nudeln in einen Topf geben und alles zum Kochen bringen. Bei kleiner Hitze unter Rühren etwa 3 Minuten köcheln lassen. Öl und Basilikum unterrühren.

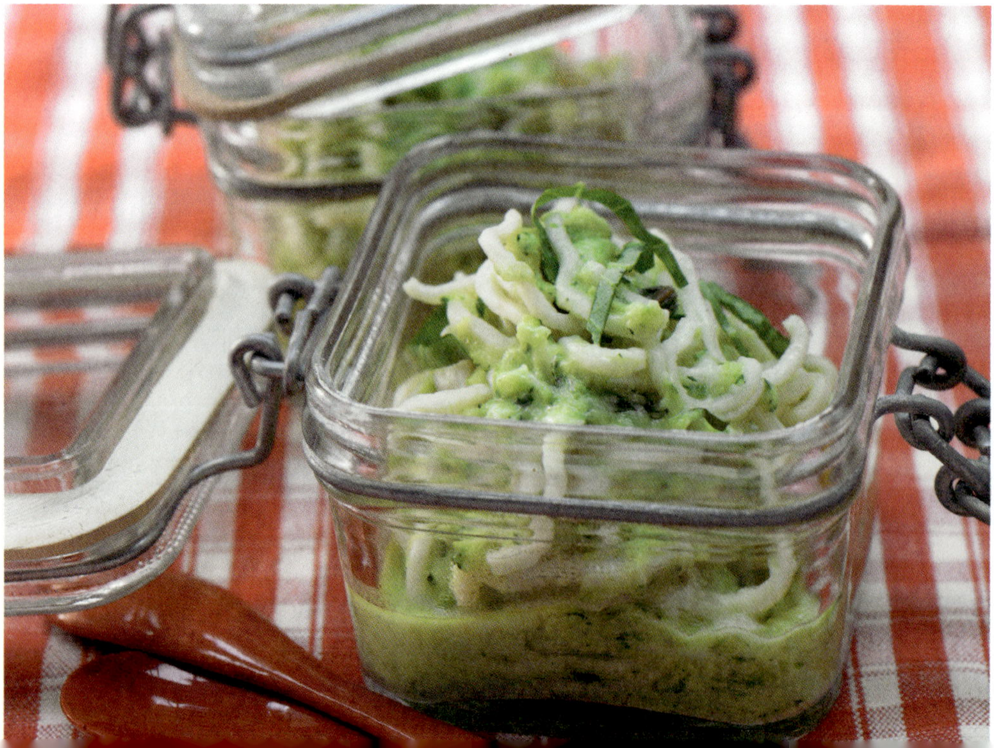

# GEMÜSE-RÖSTI MIT TOMATENQUARK (VEGAN)

**25 MINUTEN | ENERGIE: 220 KCAL**

*Zutaten*

50 g Sojaquark
3 EL Mineralwasser mit Kohlensäure
3 Kirschtomaten
Salz
Pfeffer
1 kleine Zucchini
1 große Kartoffel
1 EL Olivenöl
½ Bund Schnittlauch

1. Sojaquark und Mineralwasser in einer Schüssel glatt rühren. Tomaten waschen, vierteln und die Kerne entfernen. Tomatenfruchtfleisch fein würfeln und unter den Sojaquark rühren. Mit Salz und Pfeffer abschmecken. Zucchini waschen und putzen. Kartoffel schälen und waschen.
2. Zucchini und Kartoffel raspeln. Raspel kräftig ausdrücken. Flüssigkeit in einer Schüssel auffangen und 1–2 Minuten stehen lassen, bis sich die Kartoffelstärke absetzt. Flüssigkeit weggießen und Stärke unter die Raspel mischen.
3. Öl erhitzen. Raspel salzen und pfeffern. Für 3 kleine Rösti je 1 EL Raspel in die Pfanne geben und flach drücken. Bei mittlerer Hitze von jeder Seite etwa 3 Minuten knusprig braten.
4. Schnittlauch waschen und in Röllchen schneiden. Rösti mit Tomatenquark und Schnittlauch anrichten.

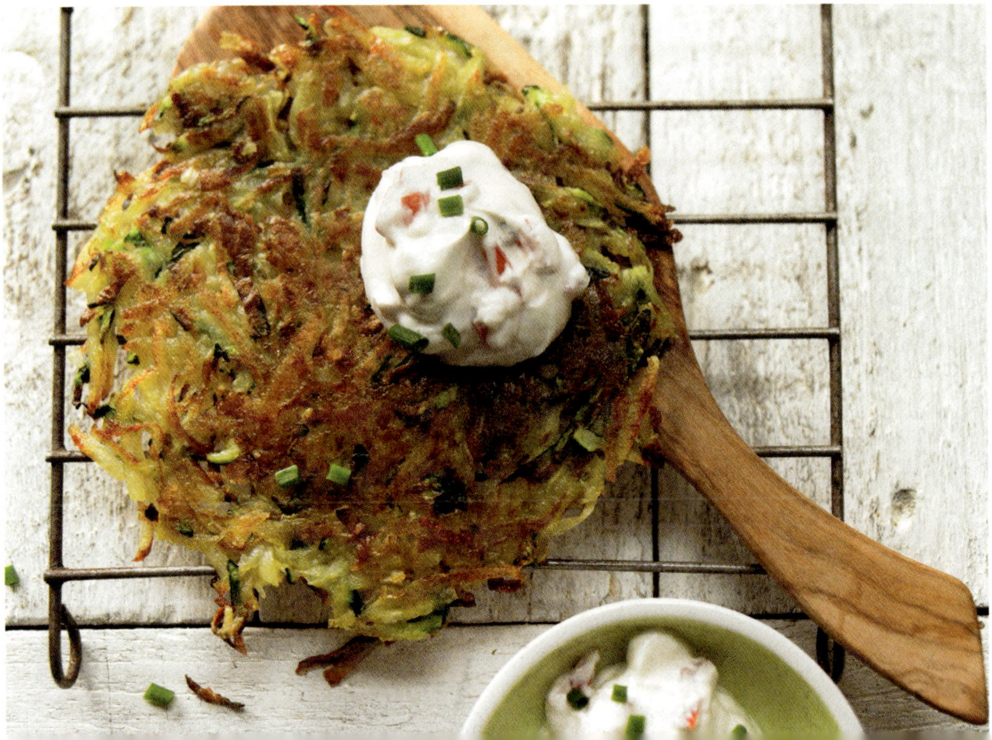

# MÖHREN MIT APRIKOSEN, SAFRAN UND ORANGE (VEGAN)

**20 MINUTEN | ENERGIE: 180 KCAL**

*Zutaten*

2 Möhren

1 Schalotte

3 getrocknete Aprikosen (ca. 12 g)

1 EL Olivenöl

1 Prise Safranfäden

Salz

Pfeffer

1 kleine Orange

50 ml klassische Gemüsebrühe

2 Stiele Petersilie

1. Schalotte schälen und fein hacken. Möhren waschen, mit dem Sparschäler schälen und in Scheiben schneiden. Die getrockneten Aprikosen würfeln.
2. Das Olivenöl in einem Topf erhitzen. Die Schalotte in den Topf geben und 2–3 Minuten glasig dünsten. Möhren dazugeben und 1 Minute mitdünsten.
3. Aprikosenstücke und Safranfäden dazugeben. Mit Salz und Pfeffer würzen.
4. Orange auspressen. Gemüsebrühe und Orangensaft zu den Möhren und Aprikosen gießen und alles zugedeckt bei mittlerer Hitze 8–9 Minuten garen, bis es leicht bissfest ist.
5. Die Petersilie waschen, die Blättchen abzupfen, fein hacken und unter die Möhren mischen. Alles mit Salz und Pfeffer würzen. Schmeckt heiß und kalt.

# KARTOFFEL-MÖHREN-SUPPE

## (VEGAN)

30 MINUTEN | ENERGIE: 260 KCAL

*Zutaten*

1 kleine Zwiebel

1 kleines Stück Ingwerwurzel

1–2 Möhren

2 Kartoffeln

1 EL Olivenöl

Salz

Pfeffer

200 ml klassische Gemüsebrühe

1 Orange

2 Stängel Basilikum

1. Zwiebel und Ingwer schälen und fein hacken. Möhren waschen, schälen und in kleine Würfel schneiden. Ebenso die Kartoffeln waschen, schälen und in kleine Würfel schneiden.
2. 1 EL Öl in einem Topf erhitzen. Zwiebel und Ingwer darin andünsten, dann Möhren und Kartoffeln zufügen. Mit Salz und Pfeffer würzen. Etwa 5 Minuten dünsten. Brühe dazugeben, Topf zudecken und alles 10–12 Minuten garen.
3. Die Suppe mit einem Stabmixer pürieren. Orange auspressen und den Orangensaft unterrühren.
4. Basilikum waschen und die Blätter abzupfen. Die Suppe in tiefe Teller geben, mit dem Basilikum garnieren und servieren.

## Fünf basische Snacks zum Aussuchen

### Gurken- und Möhrensticks mit Schafskäsedip

½ Gurke und 1 Möhre schälen. In dicke Sticks schneiden. Für den Dip 50 g Schafskäse mit 2 EL Magermilchjoghurt verrühren.

### Petersilien-Tomatensalat mit Sojasprossen

½ Bund Petersilie waschen, trocken schütteln und klein hacken. 3 Tomaten waschen und würfeln. 1 Handvoll Sojasprossen waschen und trocken schütteln. Für das Dressing in einer Schüssel 1 EL Olivenöl, 1 EL Apfelessig, Salz und Pfeffer mischen. Salatzutaten dazugeben und Sojasprossen darüberstreuen.

### Süße Avocadocreme

Das Fleisch einer halben reifen Avocado mit der Gabel zerdrücken. Mit 1 TL Agavendicksaft mischen. Die Creme mit etwas Zimt bestäuben.

### Gehobelter Rettich mit Kresse und Olivenöl

Etwa 100 g Rettich schälen und fein hobeln. ½ Beet-Kresse dazugeben. 1 EL Olivenöl über die Mischung träufeln. Mit Meersalz bestreuen.

### Studentenfutter

Zum Knabbern eine Mischung aus je 1 EL Mandelkernen, Walnüssen, Rosinen und getrockneten Feigen mischen.

# YOUR DAILY-DETOX-CHALLENGE: DEIN BASISCHES AKTIVPROGRAMM FÜR DIE 1. WOCHE

Wie du in diesem Buch schon erfahren hast, bedeutet basisch zu leben mehr, als bei der Ernährung auf ein gesundes Säure-Basen-Gleichgewicht zu achten. Bei der basischen Idee geht es um ein gesundes Gleichgewicht in allen Lebensbereichen. Deshalb gehören zu einer effektiven Stoffwechselkur auch Aktivitäten zur mentalen »Entsäuerung«. Jede der drei Detox-Wochen zum basischen Abnehmen und Entgiften wird von einem Programm mit speziellen Aufgaben begleitet. Das gibt dir die Möglichkeit, die Wirkung der basischen Ernährung auf ganzheitliche Art und Weise zu fördern und zu vertiefen. Du wirst dazu eingeladen, innezuhalten und deinen wahren Bedürfnissen auf die Spur zu kommen. Vielleicht gelingt es dir so, etwas klarer zu sehen und ein wenig bewusster zu leben.

Neben den mentalen Herausforderungen bekommst du auch Aufgaben, die deine körperliche Fitness trainieren und verbessern werden. Dein basisches Aktivprogramm bietet dir die Chance, dein Leben auf allen Ebenen in Balance zu bringen. Fokussiere dich auf dieses Ziel und lass dich überraschen, welche Erfolge sich einstellen werden.

## Deine Challenges in der Vorbereitungswoche

Sieben Tage – sieben Aufgaben. Hier die Regeln:

- Die Reihenfolge ist dir überlassen. Du hast also die Wahl, mit welcher Challenge du beginnen möchtest. Schau dir zunächst alle Aufgaben an und überlege dir eine Reihenfolge, die du gut in deine Woche integrieren kannst.
- Versuche so zu planen, dass du alle Aufgaben innerhalb dieser ersten Woche entspannt bewältigen kannst. Aber mach dir keinen Stress, wenn du es nicht schaffen solltest. Vielleicht wirst du das später nachholen.

## Challenge 1: Space Clearing – entrümpele dein Leben!

*Basic* hat im Englischen die Bedeutung »schlicht, einfach«. Zu der Idee einer basischen Lebensweise gehört auch die Besinnung auf das Wesentliche. Je mehr wir besitzen, desto komplizierter wird unser Leben. Schließlich müssen wir uns um all die Dinge kümmern, die wir uns angeschafft haben. Die Verantwortung wird immer größer, Pflege und Erhalt all der materiellen Güter kosten Zeit und Geld. Aber das Beste am Entrümpeln ist: Wir schaffen Platz für Neues.

Deine Aufgabe heute: Ob Kleiderschrank, Bücherregal, Hobbykeller oder die Küchenschublade – was du auswählst, ist deine Entscheidung. Entscheide dich für einen Bereich in deiner Umgebung, den du schon immer mal ausmisten wolltest. Wichtig: keine Eile, keine Hektik! Nimm dir die nötige Zeit und schaue alles in Ruhe durch.

**TIPP:** Eine gute Hilfe zur Entscheidung, ob etwas aussortiert wird oder bleiben darf, ist die Zwei-Jahres-Regel: Alles, was du zwei Jahre nicht benutzt hast, kann weg. Dinge, die wir aufheben, obwohl wir sie nicht nutzen, sind wie Schlacken in unserem Verdauungssystem. Sie nehmen unnötig Raum ein, verstopfen unsere Vorratsräume und belasten uns durch ihre Anwesenheit.

## Challenge 2: Yoga-Session

Yoga geht auf eine alte indische Weisheitslehre zurück. Die Übungen entgiften, reinigen und stärken Körper, Seele und Geist. Sie sind sowohl Entspannungsprogramm als auch Beweglichkeitstraining. Auch der Muskelaufbau wird durch Yoga gefördert. Die Übungen wirken harmonisierend und bringen den Energiefluss in Gang. Yoga aktiviert und trainiert deine gesamte Muskulatur, verbessert die Beweglichkeit und regt den Stoffwechsel an. Wenn du es regelmäßig praktizierst, wird dein Bindegewebe gestrafft und deine Bauchmuskulatur gefestigt. Anfänger sollten zu Beginn einen professionellen Yogakurs besuchen. Yogalehrer findest du im Internet zum Beispiel unter www.bdy.de. Erkundige dich nach Anfängerkursen und vereinbare eine Probestunde.

**Deine Aufgabe heute:** Der Sonnengruß ist eine leichte Abfolge von Yogapositionen, die eine geschlossene Einheit bilden. Er bringt den ganzen Körper in Bewegung und regt den Stoffwechsel an. Wie der Name schon sagt, praktizierst du die Übung am besten morgens. Der Sonnengruß wird mehrmals hintereinander durchgeführt. Starte mit drei bis fünf Durchgängen.

1. Du trägst bequeme Kleidung, bist barfuß und beginnst im Stehen. Ein Teppich oder eine Yogamatte als Unterlage sind hilfreich. Du atmest tief ein. Beim Ausatmen führst du deine Hände vor dem Brustkorb zusammen.
2. Einatmen, dabei Arme über den Kopf heben und strecken. Die Handflächen zeigen nach vorn.
3. Ausatmen, Oberkörper nach vorn beugen, dabei Knie ebenfalls leicht beugen, die Hände neben den Füßen aufsetzen.
4. Einatmen, dabei rechtes Bein nach hinten nehmen, Schienbein liegt am Boden auf, Fuß gestreckt. Rücken, Hals und Kopf bilden eine Linie.
5. Atem anhalten, dabei linkes Bein nach hinten nehmen. Du befindest dich nun im Vierfüßlerstand.
6. Mit dem Ausatmen nach vorn auf den Boden legen. Stirn, Brust, Bauch und Knie berühren den Boden. Die Handflächen befinden sich parallel zur Brust und sind flach aufgesetzt.
7. Einatmen, dabei Brustkorb und Kopf heben. Pomuskeln anspannen.
8. Ausatmen, dabei Becken heben, Arme durchdrücken, Fersen in den Boden drücken. Dein Körper bildet ein umgekehrtes V.
9. Einatmen, Po runter, Kopf hoch. Dabei rechten Fuß nach vorn ziehen und zwischen die Hände stellen.
10. Ausatmen, Po hoch, Kopf herunter, beide Beine gebeugt nach vorn nehmen.
11. Einatmen, dabei mit gebeugten Knien und geradem Rücken aufrichten. Beide Arme gestreckt nach oben, Handflächen zeigen nach vorn.
12. Ausatmen, Arme senken.

Falls du Gefallen an der Übungsfolge gefunden hast, kannst du den Sonnengruß in deinen Tagesablauf integrieren. Am besten gleich am Morgen, nach dem Aufstehen und auf nüchternen Magen.

**TIPP:** Der Sonnengruß ist sehr populär. Wenn du dieses Stichwort online suchst, wirst du schnell zu einem Film gelangen, in dem dir die Übungsfolge vorgeführt wird.

## Challenge 3: Open your Mind

Unser Leben bewegt sich zu einem großen Teil in eingefahrenen Gleisen. Alte Gewohnheiten, tägliche Routinen und so manches Vorurteil bestimmen unser Denken und Handeln. Das bringt viele Vorteile mit sich, hilft, unsere täglichen Aufgaben zu bewältigen, und gibt uns Halt. Doch dieses Alltagsleben birgt auch die Gefahr, zu starr und unflexibel zu werden. Unser Geist braucht hin und wieder Anregungen, Auffrischung und Inspiration. Öfter mal etwas Neues auszuprobieren, sich zu überwinden und den Horizont zu erweitern, das bringt frischen Wind in unsere Gedanken und gibt neue Impulse für unsere Gefühlswelt. Man kann auch sagen, es geht darum, mentale Schlacken aufzulösen und unseren Geist zu reinigen.

**Deine Aufgabe heute:** Tu etwas, was du noch nie gemacht hast. Checke deine Möglichkeiten. Wie wäre es mit den folgenden Ideen?

- Übernachtung unter freiem Himmel
- Besuch eines dir unbekannten Museums
- Ausflug in einen Barfußpark
- Trampolinspringen
- Japanisch essen gehen
- Wasserskilaufen
- Shiatsu-Behandlung
- Besuch einer Motor-Gokart-Bahn
- Besuch in einem türkischen Dampfbad (Hamam) inklusive Seifenschaummassage
- Stadtrundfahrt in deiner eigenen Stadt
- Erste-Hilfe-Kurs
- Einführung in das Freeclimbing oder Besuch eines Hochseilgartens
- Sitzung bei eine/r Astrologin/en
- Professionelle Fußpflege

Alles schon gemacht? Dann scheinst du sehr vielseitig und kreativ zu sein. Dir fällt bestimmt etwas ganz Neues ein!

## Challenge 4: Clean your Skin – Trockenbürstenmassage

Unsere Haut ist aufgrund ihrer Größe ein wichtiges Ausleitungsorgan. Über den Schweiß können Säuren und Gifte ausgeschieden werden. Eine Bürstenmassage fördert diesen Prozess und aktiviert gleichzeitig den Hautstoffwechsel und die Regeneration. Bei der Trockenbürstenmassage werden die Poren der Haut sanft gereinigt und geöffnet, wodurch eine kräftige Durchblutung einsetzt, die den Hautstoffwechsel aktiviert und stärkt. Deine Haut wird durchwärmt, fühlt sich wohlig weich und geschmeidig an – Wellness pur. Auch dein Lymphsystem profitiert von dem physischen Reiz durch das Bürsten. Das feine Netz deines körpereigenen Abwehrsystems muss schließlich ohne ein zentrales Herz als Pumpe auskommen und in Bewegung gehalten werden.

**Deine Aufgabe heute:** Der ideale Zeitpunkt für eine aktivierende Bürstenmassage ist morgens vor dem Duschen. Eine geeignete Bürste findest du in Drogerien, Bioläden oder Reformhäusern. Achte darauf, dass der Härtegrad der Borsten zu deinem Hauttyp passt. Naturborsten werden aus Pflanzenfasern (Sisal) oder Rosshaar gefertigt und können sehr unterschiedlich ausfallen. Im Zweifel solltest du zunächst eher eine weiche Qualität wählen.

1. Grundsätzlich gilt: Bürste deine Haut mit langen Strichen und leichtem Druck von der Peripherie in Richtung Körpermitte.
2. Starte mit deinem rechten Arm. Beginne am rechten Handrücken und bürste über die Armaußenseite bis hoch zur Schulter. Bringe die Strichführung langsam in Richtung Innenseite, wiederhole jeden Strich drei bis vier Mal. Dann kommt der linke Arm dran.
3. Nun sind die Füße an der Reihe. Du darfst den jeweiligen Fuß gern auf einen Stuhl aufsetzen. Beginne wieder rechts auf dem Spann und führe den Strich in Richtung Rumpf, wechsle anschließend langsam in Richtung Innenseite, bis das ganze Bein gut durchgebürstet ist. Nun kommt das linke Bein dran.
4. Im Bereich des Rumpfs (Brust, Bauch) und am Po soll die Bewegung kreisförmig durchgeführt werden.

## Challenge 5: Saunabad – Workout für deinen Kreislauf

Das Schwitzbad ist ein Reinigungs-, Entspannungs- und Entgiftungsritual mit langer Tradition. Sowohl die Finnen als auch die Ureinwohner Amerikas und Kanadas kannten die umfassende gesundheitliche Wirkung der Sauna. Denn der Wechsel zwischen durchdringender Wärme und anschließender Abkühlung hilft, Stress abzubauen, lockert die Muskeln, fördert die Durchblutung und regt die Bildung von Immunzellen an.

Während du in der Sauna sitzt und dich entspannst, beginnt für deinen Kreislauf ein gesundes Fitnessprogramm. Die hohe Temperatur stellt für unsere körpereigene Wärmeregulation eine echte Herausforderung dar. Die Herzleistung steigt und befördert Blut in die geweiteten Gefäße. Unsere Haut beginnt zu schwitzen, um Verdunstungskälte zu erzeugen. Dann folgt die Abkühlung durch kalte Wassergüsse oder das Tauchbecken – die Reaktion unseres Körpers dreht sich um 180 Grad: Durch den Kältereiz ziehen sich die Gefäße wieder zusammen. Das Blut zirkuliert nun verstärkt in unserem Körperinneren, um die Wärme zu halten. Mit dem nächsten Saunagang beginnt das Trainingsprogramm von vorn. Parallel profitiert unsere Haut von der guten Durchblutung. Sie erhält mehr Sauerstoff und Nährstoffe, die Poren öffnen sich.

Wie beim Ausdauersport bewirkt die gezielte Stressreaktion eine leichte Euphorie, die zu einer tiefen Entspannung führen kann. Studien belegen zudem, dass regelmäßige Saunagänge einen wirksamen Schutz vor Erkältungskrankheiten bieten.

**Deine Aufgabe heute:** Für deinen Saunabesuch solltest du etwa drei Stunden Zeit einplanen. Du benötigst zwei große Handtücher, einen Bademantel, Badeschlappen und eine milde Seifenlotion für die Vorreinigung. Außerdem etwa einen Liter Mineral- oder Heilwasser.

1. Vorreinigung: Seife dich unter der warmen Dusche ab. Trockne deine Haut anschließend gut ab.
2. Erster Saunagang: 15 bis 20 Minuten. Falls du liegen möchtest: Setz dich ein paar Minuten vor dem Verlassen der Sauna auf, damit dein Kreislauf nicht schlappmacht. Versuche dich bewusst zu entspannen und loszulassen, damit du gut ins Schwitzen kommst. Vermeide Gespräche

oder andere Ablenkungen. Nutze das Saunaritual, um ganz bei dir zu bleiben und zur Ruhe zu kommen.

3. Abkühlung: Kalte Güsse mit der Schwalldusche oder kurzes Eintauchen im Tauchbecken. Die Abkühlung soll von der Körperperipherie zum Zentrum führen. Also von den Händen und Füßen in Richtung Rumpf. Anschließend kommen Brust, Bauch und Rücken dran. Wähle die Temperatur und Dauer so, dass es sich gut für dich anfühlt. Zwinge dich zu nichts, du brauchst dir nichts zu beweisen. Gehe an die frische Luft, atme bewusst tief und gleichmäßig in den Bauch ein und aus.
4. Ruhen: Nimm dir 15 bis 20 Minuten Zeit für die Entspannung zwischen den Gängen. Lies etwas, meditiere oder halte ein Schläfchen. Trinke von deinem Wasser.
5. Zweiter und dritter Saunagang: Wiederhole den Ablauf des ersten Gangs. Nach Abschluss des Saunarituals sollst du viel trinken, jedoch wenig essen.

Falls du Saunaneuling bist, starte mit einer moderat temperierten Sauna (Biosauna, 50 bis 70 Grad) und checke bereits nach etwa 5 Minuten, ob dir der Wärmereiz bekommt. Wenn dein Kreislauf und deine Haut keine Probleme melden, steigere die Verweildauer langsam. Für das Abkühlen gilt das Gleiche: langsam herantasten und ausprobieren, was dir guttut.

**TIPP:** Eine Massage zwischen den Saunagängen oder nach dem Schwitzritual ist besonders wirksam, weil die Muskulatur bereits durchwärmt und gelockert ist (siehe nächste Challenge). Das Gleiche gilt für eine Bürstenmassage (siehe Seite 105).

## Challenge 6: Massagetermin vereinbaren

Massagen verbessern die Blutversorgung, stimulieren die Hautnerven und regen den Hautstoffwechsel und damit die Entgiftung und Entschlackung an. Unsere Haut ist von einem Geflecht winziger Arterien und Venen, den sogenannten Kapillaren, durchzogen. Bei einer Massage setzen die Zellen in den massierten Regionen Gewebshormone frei. Diese Hormone geben das Signal an die umliegenden Blutgefäße, ihre Durchflusskapazität zu erhöhen, das gilt auch für das feine System von Kapillaren. Das massierte Gewebe wird außerdem besser mit Nährstoffen versorgt. Äußerlich ist diese Reaktion an der Hautrötung ablesbar.

Ein ähnlicher Effekt stellt sich in unserem Lymphsystem ein, dem zweiten Gefäßsystem neben dem Blutkreislauf. Die Lymphbahnen verlaufen größtenteils parallel zu den Blutgefäßen. Allerdings fließt die Lymphe viel langsamer als das Blut, da eine dem Herzen vergleichbare Pumpe fehlt. Daher ist das Lymphsystem auf die Arbeit der Muskeln angewiesen, die dafür sorgen, dass der Fluss erhalten bleibt. Da das Lymphsystem nicht nur der Abwehr von Keimen, sondern auch dem Abtransport schädlicher Stoffwechselprodukte und überschüssiger Säuren dient, ist die Stimulation durch physiotherapeutische Maßnahmen wie eine Massage so wertvoll.

Auch unsere Muskulatur profitiert von der regulierenden Wirkung einer Massage. Bei Verspannung und Überlastung stehen die Muskeln ständig unter zu hoher Anspannung. Der Muskeltonus ist chronisch erhöht. Das führt zu mangelhafter Durchblutung, Übersäuerung und gestörter Impulsübertragung. Die Folge: Tief sitzende Verspannungen führen zu starken Schmerzen. Dehnende und ziehende Massagegriffe bringen Entlastung, stellen den normalen Muskeltonus wieder her und sorgen dafür, dass schädliche Stoffwechselprodukte schneller wieder abtransportiert werden können.

Selbst deine inneren Organe können durch eine medizinische Massage in ihrer Funktion aktiviert und gestärkt werden. Dafür sorgen Nervenverbindungen zwischen Haut, Muskeln, inneren Organen und dem Rückenmark. Bestimmte Hautregionen korrespondieren nämlich mit bestimmten Organen, und eine aktivierende Massage dieser Bereiche führt zu einer verbesserten Durchblutung der dazugehörigen Organe. Die entsprechenden Impulse werden über die Nervenbahnen weitergeleitet.

**Deine Aufgabe heute:** Gönne dir einen Massagetermin. Ob klassische Massage, Akupressur, Lymphdrainage, Fußmassage, Hot Stone, Shiatsu oder Thaimassage – du hast die freie Wahl. Wichtiger als die Massageform ist ohnehin der Behandler. Höre dich in deinem Freundeskreis um und lass dir einen guten Physiotherapeuten empfehlen. Eine professionelle Massageanwendung dauert zwischen 30 und 60 Minuten und kostet zwischen 30 und 100 Euro.

**TIPP:** Unterstütze die Entgiftungs- und Regenerationswirkung deiner Behandlung durch ausreichende Flüssigkeitszufuhr und gönne dir nach der Massage noch etwas Zeit zum Nachspüren und Ruhen.

## Joker-Day: Heute ist alles erlaubt

Jeden Tag eine Übung – das kommt dir vielleicht ein bisschen anstrengend vor. Und immer stehen die Gesundheit, das basische Leben und Entgiften im Vordergrund. Kein Problem: Hier ist dein Joker-Tag! Heute fällt deine Challenge aus. Genieße es, dass du nichts machen sollst.

**Deine Aufgabe heute:** Spiele deinen Joker aus. Du darfst heute einem Wunsch oder einem Gelüst folgen, das im Laufe der letzten Tage aufgetaucht ist. Vielleicht ist es die Lust auf etwas Süßes wie einen Eisbecher oder eine Tafel Schokolade. Oder du hast schon seit Tagen Appetit auf eine Currywurst mit Pommes frites. Vielleicht ist es auch der Durst auf ein kühles Bier – gönne es dir einfach! Die einzige Bedingung: Tu es bewusst! Was du auch wählst: Lass dir Zeit und genieße mit allen Sinnen.

# 2. WOCHE: FASTENWOCHE

Dein Stoffwechsel ist nach der Vorbereitungswoche im basischen Modus angelangt, die Ausleitung überschüssiger Säure und schädlicher Stoffwechselprodukte hat begonnen. In der kommenden Woche werden wir diesen Reinigungs- und Gesundungsprozess deutlich steigern.

Während der Fastenphase wird deine Leber auf Fettverbrennung umgestellt. Das heißt, dein Energiebedarf wird nun aus körpereigenen Reserven gespeist. Die Folge: Du wirst deutlich an Körpergewicht verlieren. Gleichzeitig werden deine Verdauungsorgane stark entlastet, da du nur noch etwa 500 kcal Energie pro Tag aufnimmst. Du spürst diese Entlastung wahrscheinlich, indem du dich fitter, leichter und beweglicher fühlst. Vielleicht nimmst du auch mentale Veränderungen wahr, hast gute Laune, freust dich deines Lebens und blickst hoffnungsvoll in die Zukunft. Viele Menschen werden durch das Fasten sensibler. Sie erleben eine gesteigerte und verfeinerte Wahrnehmung, schmecken, riechen und hören besser.

Nimm dir Zeit und Ruhe, um zu beobachten, welche Veränderungen für dich wahrnehmbar werden. Versuche bewusst und aufmerksam durch dein Leben zu gehen. Vielleicht hast du Lust, einen Teil deiner Erlebnisse in deinem Fastentagebuch (siehe Seite 158) festzuhalten.

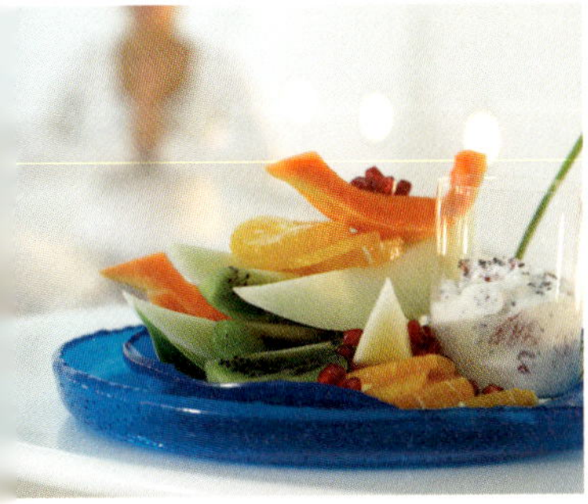
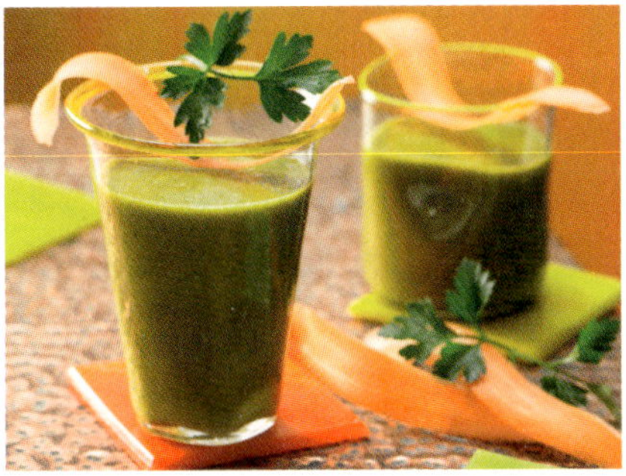
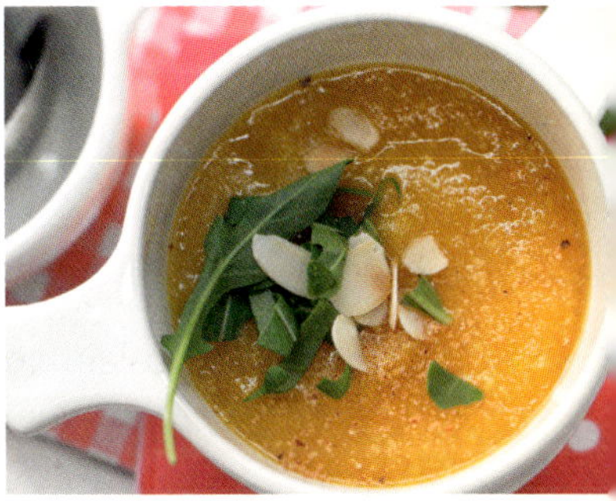

# Rezepte für die Fastenwoche



Alle Rezepte gelten für eine Portion.

# OBSTPLATTE MIT GRAPEFRUIT-JOGHURT

**20 MINUTEN | ENERGIE: 350 KCAL**

*Zutaten*

*Für den Fruchtjoghurt*

1 EL Mohn

1 rosa Grapefruit

1 EL Ahornsirup

75 g Sojajoghurt

*Für den Obstteller insgesamt 600 bis 700 g Fruchtfleisch, zum Beispiel:*

1 kleine Papaya

150 g Melonenfruchtfleisch (z. B. Honig-, Galia-, Cantaloupe- oder Charentais-Melone)

1 Kiwi

1 kleine Orange

1 kleiner Granatapfel

1. Mohn in einer trockenen Pfanne einige Minuten rösten. Herausnehmen und abkühlen lassen. Im Mörser leicht zerstoßen.
2. Grapefruit mit einem Messer so dick schälen, dass sämtliche weiße Haut entfernt wird. Grapefruit in Scheiben schneiden und grob hacken. In einer Schüssel mit Mohn, Ahornsirup und Joghurt verrühren.
3. Papaya schälen, entkernen und in Spalten oder Scheiben schneiden. Melonenfruchtfleisch und geschälte Kiwis ebenfalls in Spalten schneiden.
4. Orangen so dick schälen, dass sämtliche weiße Haut entfernt wird, und in Scheiben schneiden.
5. Granatapfelkerne aus der Schale lösen. Dafür zuerst am Kelchansatz des Granatapfels ein keilförmiges Stück herausschneiden, anschließend die Frucht mit etwas Druck auseinanderbrechen, dabei fallen die meisten Fruchtkerne heraus. Helle Zwischenhäute entfernen. Alle Obstspalten und -scheiben auf einer Platte dekorativ anrichten und mit den Granatapfelkernen bestreuen. Den Grapefruit-Joghurt dazu reichen.

**VARIANTEN:** Bringe täglich Abwechslung auf deinen Obstteller, zum Beispiel mit Saisonfrüchten wie Äpfel, Birnen, Erdbeeren, Kirschen, Pflaumen und Weintrauben.

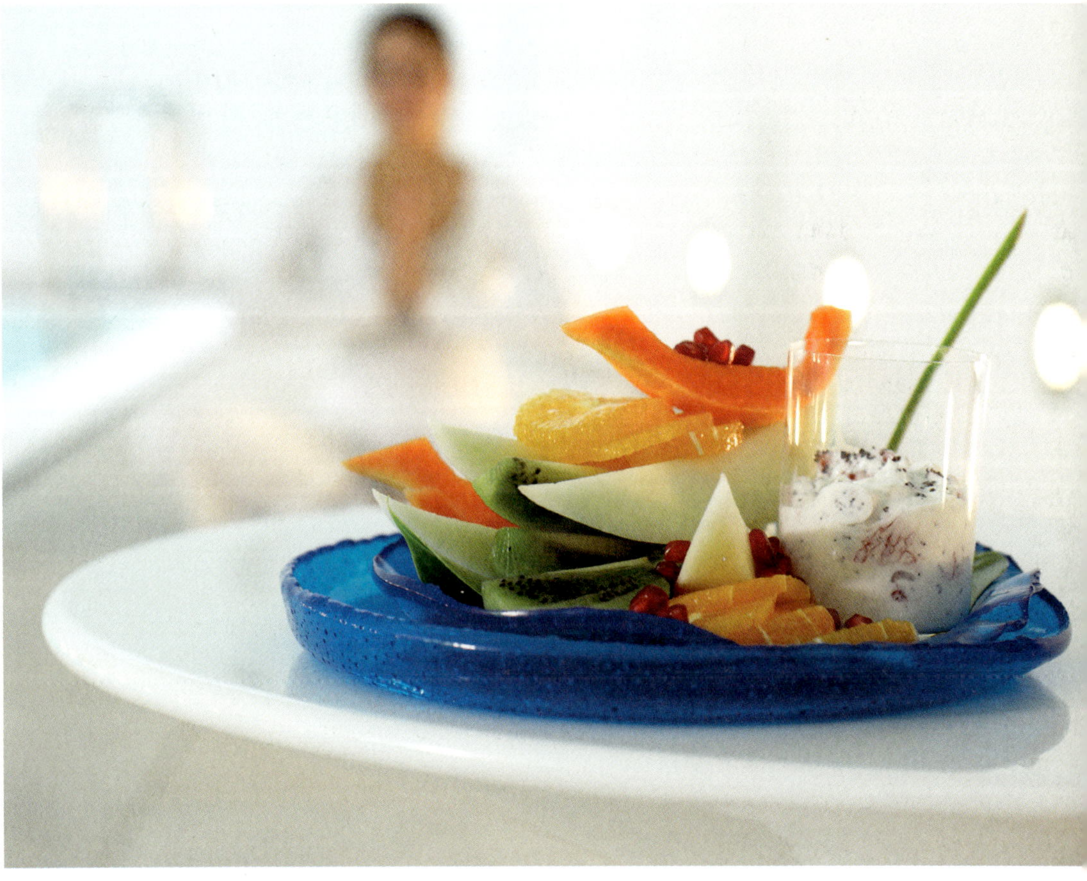

# GRÜNER MÖHREN-MIX MIT PETERSILIE (VEGAN)

**10 MINUTEN | ENERGIE: 150 KCAL**

*Zutaten*

2 Möhren
2 Bund glatte Petersilie
1 TL Agavendicksaft
1 TL Kürbiskernöl
Eiswürfel nach Geschmack

1. Die Möhren waschen und putzen. Von einer Möhre mit einem Sparschäler einige hauchdünne Streifen abziehen. Den Rest und die zweite Möhre in Stücke schneiden.
2. Petersilie gut waschen, trocken schütteln und mit einem großen Messer grob hacken.
3. Möhren mit Petersilie, Agavendicksaft und Öl (nach Geschmack zusätzlich ein paar Eiswürfel) in einen Standmixer geben. Leicht schaumig aufmixen, in ein Glas gießen und mit Möhrenstreifen garnieren. Sofort genießen.

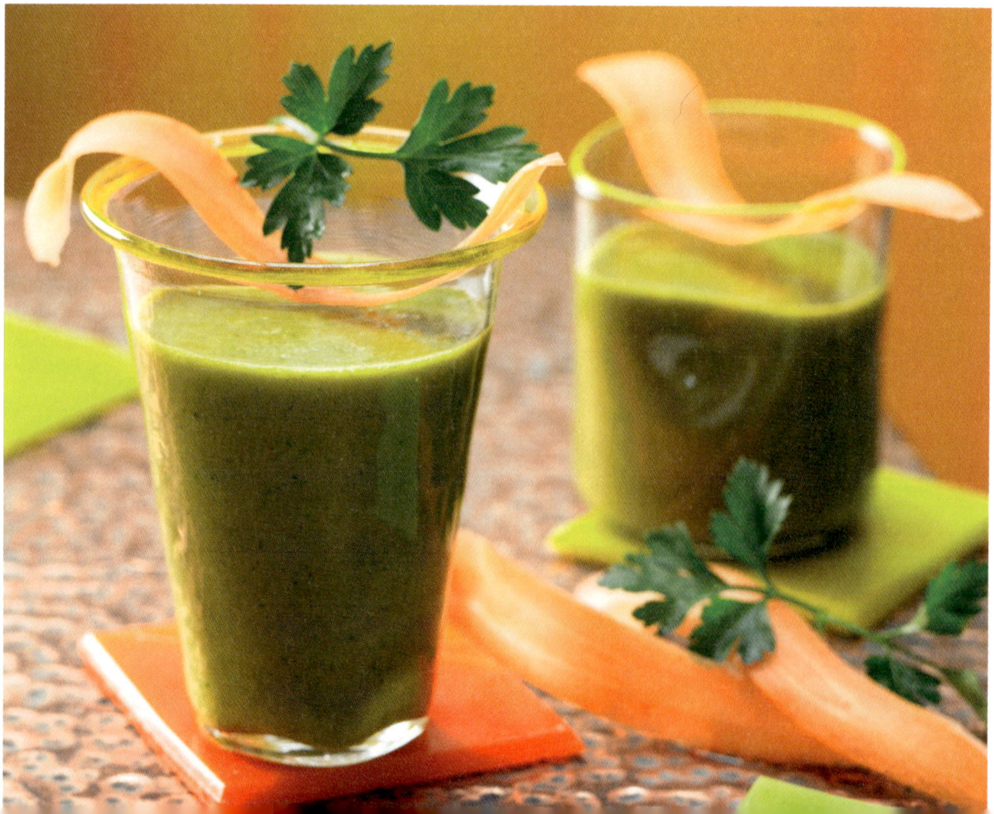

# MÖHREN-ORANGEN-DRINK MIT QUARK (VEGETARISCH)

5 MINUTEN | ENERGIE: 142 KCAL

*Zutaten*

2 Orangen
1 kleine Grapefruit
200 ml Möhrensaft
4 EL Magerquark (80 g)
1 TL Rapsöl

1. Orangen und Grapefruit auspressen.
2. Orangen- und Grapefruitsaft mit Möhrensaft, Magerquark und Öl in ein hohes Gefäß geben und mit dem Stabmixer fein pürieren. Sofort kalt servieren.

## Drei basische Snacks zum Aussuchen

### Banane mit Mandeln und Agavendicksaft

1 reife Banane zerdrücken. 1 EL gehackte Mandeln darüberstreuen und 1 TL Agavendicksaft darüberträufeln.

### Detox-Buster

1 Handvoll Blaubeeren (ca. 100 g) waschen, trocken reiben und genießen.

### Apfelspalten mit Walnüssen und Honig

1 großen säuerlichen Apfel (z. B. Boskoop, Elstar, Topaz) waschen und in Spalten schneiden. Mit Walnusshälften garnieren und flüssigem Honig beträufeln.

# FASTEN-CREMESUPPE MIT MANDELBLÄTTCHEN (VEGAN)

**10 MINUTEN | ENERGIE: 100 KCAL**

*Zutaten*

*Insgesamt etwa 500 g Gemüse, z. B.:*

2 Möhren

1 Stück Petersilienwurzel

1–2 Kartoffeln

*Außerdem:*

220 ml Gemüsebrühe

6 Stängel Rucola, Petersilie, Schnittlauch oder Kerbel

Salz

Pfeffer

Muskatnuss

1 TL Mandelblättchen

1. Möhren und Petersilienwurzel waschen, schälen und in etwa 1 cm dicke Scheiben schneiden. Kartoffeln schälen, waschen und würfeln.
2. Die Gemüsebrühe aufkochen. Gemüse hineingeben, aufkochen und zugedeckt bei kleiner Hitze 15 Minuten garen.
3. Inzwischen Rucola (alternativ: Petersilie, Schnittlauch oder Kerbel) waschen, von den Stielen befreien und hacken.
4. Die Suppe im Standmixer oder mit einem Stabmixer pürieren. Salzen, pfeffern und etwas Muskat dazureiben. Nach dem Servieren mit Rucola und Mandelblättchen bestreuen.

**VARIANTEN:** Bringe mit Fenchel, Kohlrabi, Roter Bete, Sellerie, Schwarzwurzel, Süßkartoffel, Topinambur oder Zucchini Abwechslung in deine Fastensuppe.

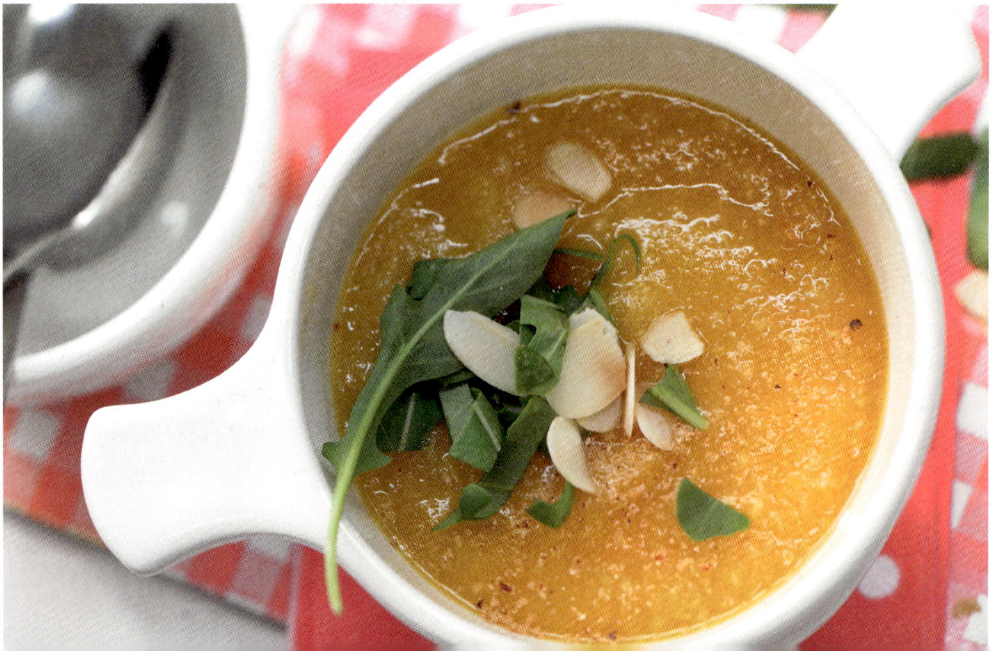

# YOUR DAILY DETOX-CHALLENGE: DEIN BASISCHES AKTIVPROGRAMM FÜR DIE 2. WOCHE

Du hast sicher schon gemerkt, dass sich im Laufe deiner Detox-Stoffwechselkur neben körperlichen auch mentale Veränderungen einstellen. Die Challenges der zweiten Woche helfen dir, diese Effekte noch bewusster zu erleben, zu steigern und zu vertiefen – deine Reise nach innen geht weiter.

Spüre deinen Gefühlen nach, gib auch spontanen Impulsen Raum und versuche, wann immer es geht, zur Ruhe zu kommen und deinen eigenen Bedürfnissen auf die Spur zu kommen. Die Aufgaben dieser Woche werden dich dabei unterstützen. Außerdem erhältst du eine detaillierte Anleitung zum positiven Denken und erfährst, wie das Immunsystem unserer Psyche funktioniert und wie wir es stärken können.

## Challenge 1: Digital-Detox – your Offline-Day

Gönne dir die ultimative Freiheit: Heute nimmst du dir TV-, PC- und Smartphone-frei! Einfach mal nicht erreichbar sein, keine Messages, keine Mails checken, keine Anrufe – unplugged. Genieße stattdessen zum Beispiel einen entspannten Lese-, Musik- oder Spieleabend mit Freunden, deren Smartphones natürlich ebenfalls einkassiert werden.

Bing – eine Message ist eingetroffen oder eine E-Mail oder ein Anruf oder, oder, oder: Das Smartphone diktiert den Rhythmus solcher Unterbrechungen und bindet unsere Aufmerksamkeit. Aber vor allem: Es lenkt uns von dem ab, womit wir uns eigentlich gerade beschäftigen. Zum Beispiel vom Mittagessen mit unseren Kindern, vom Waldspaziergang oder – besonders gefährlich – vom Autofahren. Ständige Erreichbarkeit fordert ihren Tribut. Das gilt nicht nur für unsere private Kommunikation, auch berufliche Anfragen erreichen uns rund um die Uhr. In Cafés, Restaurants und Bars liegen die flachen Alleskönner vor uns auf dem Tisch und – bing – fordern Aufmerksamkeit, egal was in der Runde gerade Thema ist. Manchmal beschäftigen wir uns mehr mit dem Smartphone als mit unserem Gegenüber.

## Studien zeigen: Multitasking ist eine Illusion

»Kein Problem«, sagen viele, »wir können uns auf das Gespräch oder den Straßenverkehr konzentrieren und gleichzeitig telefonieren oder Textmitteilungen lesen.« Dass das nicht stimmen kann, haben wir uns schon gedacht, nun ist es durch Studien belegt. Multitasking, die angebliche Fähigkeit, mehrere Dinge gleichzeitig zu tun – Frauen sollen besonders gut darin sein – funktioniert nicht. Wir sind einfach nicht dazu in der Lage, mehrere komplexe Tätigkeiten gleichzeitig auszuführen, jedenfalls nicht ohne erhebliche Leistungsverluste. Darauf ist unser Gehirn nicht eingerichtet. So sank bei einem Test der US-Universität Utah die Leistungsfähigkeit der Probanden in einem Fahrsimulator um 40 Prozent, sobald diese während der Fahrt telefonierten. Gleichzeitig erhöhten sich die Stresswerte erheblich. Die Fehlerquote entsprach einem Wert von 0,8 Promille Alkohol im Blut. Weitere Studien kommen zu ganz ähnlichen Ergebnissen und bestätigen die Volksweisheit »Keine halben Sachen machen«!

**Deine Aufgabe heute:** Ständige Unterbrechungen führen zu einer oberflächlichen Aufmerksamkeit, zu Konzentrationsmangel und Stress – alles Faktoren der »sauren« Seite unseres Lebens. Heute besteht deine Aufgabe darin, runterzukommen, zurückzuschalten, bewusst wahrzunehmen. Das ist gar nicht so schwer, denn zum Glück haben fast alle Aufmerksamkeitsräuber einen Knopf zum Ausschalten!

Dein Mobiltelefon darf heute höchstens für sechs Stunden angeschaltet sein. Überlege dir also genau, wann du erreichbar sein musst. Zu allen anderen Zeiten wird das Handy konsequent abgeschaltet. Natürlich auch, sobald du am Abend ins Bett gehst.

Versuche diese »reizfreie« Zeit möglichst bewusst zu genießen. Zum Beispiel, indem du einmal nichts tust. Nichts? Ja, gar nichts! Auch die Seele muss nämlich hin und wieder »entschlackt« werden! Sonst macht uns die Reizüberflutung des modernen Lebens auf die Dauer müde und stumpf. Unsere Neugier auf Neues lässt nach. Das Erstaunliche daran: Nichtstun will gelernt sein! Wir sind so auf Effektivität und Leistung getrimmt, dass wir auch in der Entspannung noch versuchen, Sinnvolles zu erledigen. Vergiss das für ein paar Stunden. Deine Affirmation lautet: »Es gibt nichts für mich zu tun! Nichts Richtiges und nichts Falsches.« Wiederhole diesen Satz laut oder leise für dich und genieße den Zustand der Ruhe und Entspannung. Werde zum Beobachter, zum Betrachter des Seins. Du wirst sehen, welche entlastende Wirkung diese Einstellung mit sich bringt.

## Challenge 2: Natur pur

Mal ehrlich: Wann hast du die Natur das letzte Mal so richtig intensiv erlebt? Auf dem Waldboden gesessen, den Sand zwischen den nackten Zehen gespürt, einen Berggipfel erklommen und das atemberaubende Panorama genossen, würzige Meeresluft eingesogen und salzige Gischt geschmeckt oder einfach nur den schnell ziehenden Wolken hinterhergeschaut?

Unser Leben findet zum größten Teil in geschlossenen Räumen statt, bei temperierter oder sogar klimatisierter Luft – oft an einem Schreibtisch sitzend mit Blick auf einen Computermonitor. Da tut Ausgleich dringend Not. Am besten täglich und für mehrere Stunden.

**Deine Aufgabe heute:** Sei zwei bis vier Stunden draußen, um zu wandern, Rad zu fahren, zu klettern, Kanu zu fahren, im See zu schwimmen – such dir aus, was du willst, und genieße die Zeit!

## Challenge 3: Clean your Mind – in sieben Schritten zu positivem Denken

Unser Lebensgefühl hängt zu einem großen Teil davon ab, wie wir auf die Herausforderungen reagieren, die uns begegnen. Denken wir positiv, können wir auch schwierigen Situationen noch etwas abgewinnen, erkennen unsere Chancen und packen das Problem an. Denken wir eher negativ, passiert genau das Gegenteil: Wir machen das Problem größer, als es ist, fühlen uns hilflos und resignieren – die Folge ist eine mentale Übersäuerung. Negative Einstellungen und Gedanken und die daraus resultierenden Gefühle können unsere Seele mit der Zeit regelrecht vergiften und krank machen. Das viel zitierte Beispiel mit dem halb gefüllten Glas veranschaulicht, wie unterschiedlich die Wahrnehmung ist. Der Pessimist ist betrübt darüber, dass sein Glas bereits halb leer ist. Der Optimist hingegen freut sich, dass ihm ein halb volles Glas verblieben ist.

## Das »Immunsystem« unserer Psyche

Resilienz nennen Psychologen die Fähigkeit, mit Problemen oder Krisen fertig zu werden. Der Begriff leitet sich von dem englischen Wort *resilience* (Elastizität, Spannkraft, Strapazierfähigkeit) ab. Resilienz ist sozusagen das »Immunsystem« unserer Psyche. Erstaunlicherweise scheint es nicht unbedingt einer heilen Welt zu bedürfen, um Kinder und Jugendliche zu widerstandsfähigen, sprich resilienten Erwachsenen werden zu lassen – eher das Gegenteil ist der Fall. Ähnlich unserem körperlichen Immunsystem benötigt offenbar auch unsere Psyche ein gewisses Training, um Krisen standhalten zu können. Dieses Training schafft Vertrauen in die eigenen Fähigkeiten. Je mehr Probleme wir erfolgreich bewältigen, umso größer wird unser Selbstbewusstsein und umso positiver wird unser Denken. Die großartige Erkenntnis, die daraus folgt: Wir können positives Denken tatsächlich trainieren.

**Deine Aufgabe heute:** Klare Sache, es ist vor allem eine Frage der Persönlichkeit, wie wir durchs Leben gehen. Ob wir zum Beispiel eher introvertiert und nachdenklich oder extrovertiert und impulsiv sind. Diese Eigenschaften sind Ausdruck des Zusammenspiels zwischen angeborenen Charaktereigenschaften und unserer Sozialisation. Doch auch über lange Zeiträume gefestigte Einstellungen und Denkweisen lassen sich beeinflussen. Positives Denken können wir tatsächlich lernen – Schritt für Schritt!

1. Potenzialförderung statt Schwächenanalyse: Nutze deine Stärken. Beobachte dich selbst: Wofür interessierst du dich, worüber liest du am liebsten, worüber redest du am liebsten? Baue diese Kenntnisse und Fähigkeiten aus. Denn auf deine eigenen Talente kannst du in Krisensituationen bauen. Führe ein Erfolgstagebuch. Darin hältst du alles fest, was dir gut gelungen ist. Das schärft den Blick für deine Stärken und hebt das Selbstvertrauen.
2. Lösungsorientierung statt Problemorientierung: Eine Krise kann man nicht abwenden, sie passiert einfach. Aber du hast Einfluss darauf, wie du darauf reagierst. Führe dir vor Augen, dass jedes Stressereignis zeitlich

begrenzt ist. Der Blick in die Zukunft verhindert, von der Gegenwart niedergedrückt zu werden. Wenn es das nächste Mal kriselt, frage dich nicht: Warum passiert das immer mir? Überlege stattdessen: Was kann ich tun, um die Situation zu meistern? Kann ich auf Lösungen aufbauen, die mir in der Vergangenheit geholfen haben?

3. Kleine Schritte statt großer Sprünge: Definiere realistische Ziele und setze diese Stück für Stück um. Konsequentes Handeln stärkt die mentale Widerstandskraft. Halte deine Ziele schriftlich fest. Anschließend legst du eine Reihenfolge fest und definierst realistische Teilschritte zur Umsetzung.
4. Finde Gleichgesinnte. Richte deinen Blick nach außen. Rede mit anderen über deine Probleme. Du wirst erstaunt sein, wie viele Türen sich dann öffnen, weil andere ganz ähnliche Probleme haben. Engagiere dich! Vielleicht in einem Ehrenamt. Wer sich für andere einsetzt, bekommt viel zurück und erlebt sich selbst in einer neuen Rolle.
5. Lerne, Hilfe anzunehmen. Versuche, deine Grenzen zu erkennen und zu respektieren. Eine realistische Selbsteinschätzung führt zu der Bereitschaft, auf Hilfe von außen zurückzugreifen. Rechtzeitig für Unterstützung zu sorgen ist kein Zeichen von Schwäche, sondern zeigt Mut und Stärke. Das gilt sowohl im privaten als auch im beruflichen Bereich. Außerdem: Die meisten Menschen helfen gern. Entscheidend ist, dass du den ersten Schritt tust.
6. Kontaktpflege statt Alleingang: Erlebe dich als Teil einer Gemeinschaft, das schafft Vertrauen und gibt Sicherheit. Pflege dein Netzwerk. Welche Menschen sind dir wichtig? Wann hast du diese das letzte Mal gesehen? Nimm dir vor, jede Woche wenigstens eine Verabredung zu treffen.
7. Eigenverantwortung statt Schuldzuweisung: Jeder ist für seine Emotionen selbst verantwortlich – weder die Umstände noch andere Menschen tragen die Schuld daran. Das ist eine unbequeme Erkenntnis, die jedoch unsere Krisenfähigkeit stärkt. Viele Menschen, die Tragödien erleben, erzählen später von intensiveren Beziehungen und einem gewachsenen Selbstwertgefühl. Wer fähig ist, sich in Krisenzeiten neu zu entdecken, kann daraus viel Kraft schöpfen. Wenn du dich das nächste Mal ärgerst, gehe an die frische Luft und atme tief durch. Spüre in deinen Ärger hinein. Vergegenwärtige dir, dass du diese Emotion selbst erzeugst – und daher auch selbst steuern kannst.

## Challenge 4: Entgiften mit Osmose

Die Haut ist unser größtes Organ und übernimmt eine wichtige Entgiftungsfunktion. Durch basische Bäder kannst du die Reinigungswirkung auf natürliche Weise anregen und steigern. Dazu nutzen wir den biochemischen Vorgang der Osmose. Das Gefälle der pH-Werte zwischen Haut und Badewasser führt nämlich dazu, dass saure Stoffwechselendprodukte aus der Haut und dem darunterliegenden Bindegewebe in das basische Wasser »gezogen« werden. Der optimale pH-Wert des Wassers liegt bei 8,5 bis 9,5 und wird durch Zugabe von Mineralsalzen erreicht. Das mineralisierte Wasser zieht die Säuren aus der Haut und neutralisiert sie gleichzeitig. Außerdem entfaltet ein Basenbad eine beruhigende und entspannende Wirkung, ohne die Haut durch Seifenlauge aufzuweichen und schrumpelig zu machen.

Basische Badesalze bestehen aus verschiedenen Mineralien und natürlichem Salz. Häufig werden Inhaltsstoffe wie Edelsteinpulver, Heilkräuter, Mineralerde oder Algen beigefügt. Du erhältst sie in Drogeriemärkten, Bioläden und im Internet.

**Deine Aufgabe heute:** Am wirkungsvollsten ist die Entsäuerungs- und Entgiftungswirkung bei einem Vollbad. Der beste Zeitpunkt: am Abend vor dem Schlafengehen oder aber gleich am Morgen. Die Temperatur sollte nicht über 37 Grad hinausgehen. Füge die auf der Packungsbeilage deines Badesalzes angegebene Menge ins Wasser und warte, bis es sich aufgelöst hat. Wenn du sichergehen willst, prüfe den Säuregrad des Badewassers mit einem Teststreifen – diese gibt es in der Drogerie oder auch Apotheke. Der pH-Wert sollte etwa bei 8,5 bis 9,5 liegen. Abhängig vom Härtegrad deines Wassers kann die notwendige Menge Badesalz variieren. Die Dauer des Bades sollte hingegen möglichst genau bei 30 Minuten liegen. Wie bei allen Warmbädern kann es anschließend zu leichten Schwindelgefühlen aufgrund der Entspannungswirkung kommen. Berücksichtige dies, wenn du aus der Wanne steigst. Solltest du Gefallen an dieser Art der Entsäuerung finden, kannst du die Badedauer bis auf eine Stunde ausdehnen oder zweimal pro Woche baden.

**TIPP:** Wenn dir die Zeit fehlt, kannst du auch ein basisches Fußbad durchführen.

## Challenge 5: Mundspülung mit hochwertigem Pflanzenöl

Das Ölziehen ist ein Entgiftungsritual aus der ayurvedischen Gesundheitslehre. Die traditionelle indische Medizin ist ein jahrtausendealtes, ganzheitliches Behandlungssystem mit dem Ziel, das Gleichgewicht des Menschen wiederherzustellen. Ein Teil dieser Gesundheitslehre befasst sich mit den positiven Wirkungen von Ölanwendungen auf den Körper. Zu den heilenden, entgiftenden und harmonisierenden Behandlungsmethoden gehören Ölmassagen, Stirngüsse und das Ölziehen. Dieses einfache Ritual zur täglichen Entgiftung hilft gegen Zahnfleischbluten und Mundgeruch, verringert Zahnbelag und bekämpft Karies. Selbst chronische Leiden wie Herz-Kreislauf-Erkrankungen, Kopfschmerzen und Arthritis sollen durch das Ölziehen behandelbar sein.

Ein Teil dieser systemischen Wirkung wird damit erklärt, dass das Öl bis in die kleinsten Winkel und Zahnfleischtaschen einsickert, dort seine antibakterielle Wirkung entfaltet und jene Mikroentzündungen beseitigt, die im Verdacht stehen, an der Entstehung der oben genannten Erkrankungen beteiligt zu sein.

**Deine Aufgabe heute:** Du beginnst am Morgen, direkt nach dem Aufstehen und auf nüchternen Magen. Du benötigst etwa 15 bis 20 Minuten für die Behandlung, damit das Öl in alle Winkel und Zahnfleischtaschen einsickern und wirken kann. Falls du eine Spange oder Prothese trägst, nimm sie vor der Behandlung heraus.

1. Reinige deine Zunge mit einem Zungenschaber und spüle den Mund mit Wasser aus.
2. Nimm einen Esslöffel kalt gepresstes Biopflanzenöl in den Mund. Ideal sind Sesam- oder Sonnenblumenöl.
3. Bewege das Öl im Mund hin und her. Ziehe das Öl schlürfend und saugend durch deine Zähne. Zwischendurch darfst du kleine Pausen einlegen, sodass sich das Öl verteilen und einwirken kann.
4. Achte darauf, dass du nichts von der entstehenden Öl-Speichel-Emulsion schluckst, da darin bereits Schadstoffe und Bakterien gelöst sind. Das für sonstige Mundspülungen übliche Gurgeln ist daher unbedingt zu unterlassen. Versuche beim Ölziehen locker und entspannt zu bleiben.

5. Frühestens nach 15 Minuten darf die Öl-Speichel-Emulsion ausgespuckt werden. Jedoch nicht in den Ausguss, sondern in ein Taschentuch oder Küchenpapier, um anschließend im Haus- beziehungsweise Restmüll entsorgt zu werden.
6. Zum Schluss spülst du deinen Mund mehrmals mit handwarmem Wasser aus. Anschließend das Zähneputzen nicht vergessen, denn das Ölziehen ersetzt diese vorwiegend mechanische Reinigung nicht.

### Zahnfüllungen aus Amalgam

Solltest du noch alte Amalgamfüllungen im Mund haben, ist vom Ölziehen abzuraten. Das darin gebundene Quecksilber könnte sich in Spuren herauslösen und über die Mundschleimhaut in deinen Organismus gelangen. Erst nach einer erfolgreichen Amalgam-Sanierung machen entgiftende Methoden wie das Ölziehen wirklich Sinn.

## Challenge 6: Detox your Cosmetics

Sehr viele Pflegeprodukte für die Haut enthalten potenziell gesundheitsschädliche Zusatzstoffe. Lies dir einmal das Kleingedruckte der Zutatenliste durch. Du wirst auf zahlreiche chemische Begriffe stoßen, deren Wirkung nicht erläutert wird und die nur echten Chemieexperten etwas sagen. Viele dieser oft teuren Cremes verschließen die Haut mit einem künstlichen Film oder verkleben die Poren und behindern so die Säureausscheidung und Entgiftung sowie das wichtige Abtragen der abgestorbenen Hautzellen.

**Deine Aufgabe heute:** Checke deinen Kosmetikbestand auf bedenkliche Inhaltsstoffe. Fast überall sind potenziell krebserregende aromatische Kohlenwasserstoffe (PAK) aus billigen Mineralölbestandteilen enthalten. Hinzu kommen Silikone, aggressive Sulfate wie Sodium Lauryl Sulfate (SLS), potenziell allergene synthetische Duftstoffe, Aluminiumverbindungen in Deos, Formaldehyde und Mikroplastikpartikel, die Abwässer, Meere und Meerestiere belasten. Sie sind nicht leicht zu erkennen, da sie sich hinter vielen Bezeichnungen verbergen können, beispielsweise Polyethylen, Polypropylen, Nylon oder Polymer. Wer sichergehen will, findet auf der Homepage des BUND (www.bund.net, Suchbegriff Mikroplastik) eine Schwarze Liste und viele weitere Informationen zum Thema. Bioprodukte sind meist eine Alternative, bieten jedoch keine hundertprozentige Garantie. Außerdem hat die Industrie den Trend zur Naturkosmetik längst erkannt und wirbt mit entsprechenden Schlagworten, auch wenn die Rezepturen kaum verändert wurden. Es ist also wichtig, auf echte Biomarken und -siegel zu achten.

**TIPP:** Lass dich in einem Reformhaus oder Bioladen beraten. Gute Entscheidungshilfen findest du auch im Internet unter dem Stichwort »gefährliche Inhaltsstoffe in Kosmetik«. Zum Beispiel bei der Stiftung Warentest oder auf www.blondblog.de.

## Joker-Day: Heute ist alles erlaubt

Jeden Tag eine Übung – das kommt dir vielleicht ein bisschen anstrengend vor. Und immer stehen die Gesundheit, das basische Leben und Entgiften im Vordergrund. Kein Problem: Hier ist dein Joker-Tag! Heute fällt deine Challenge aus. Genieße es, dass du nichts machen musst.

**Deine Aufgabe heute:** Spiele deinen Joker aus. Du darfst heute einem Wunsch oder einem Gelüst folgen, das im Laufe der letzten Tage aufgetaucht ist. Vielleicht ist es die Lust auf etwas Süßes wie einen Eisbecher oder eine Tafel Schokolade. Oder du hast schon seit Tagen Appetit auf eine Currywurst mit Pommes frites. Vielleicht ist es auch der Durst auf ein kühles Bier – mach es einfach! Die einzige Bedingung: Tu es bewusst! Was du auch wählst: Lass dir Zeit und genieße mit allen Sinnen.

# 3. WOCHE: AUFBAUWOCHE

Herzlichen Glückwunsch! Du hast die Fastenwoche überstanden, der Entsäuerungs- und Entgiftungsprozess ist abgeschlossen – du bist auf dem besten Weg in ein basisches Leben. In der dritten und letzten Woche geht es darum, den Übergang zu deiner normalen Ernährung einzuleiten.

Dazu wird deine Energieaufnahme auf etwa 1000 Kalorien pro Tag erhöht. Damit ist die Fastenzeit abgeschlossen. In der dritten Woche ernährst du dich jedoch immer noch basisch mit deutlich reduzierter Kalorienaufnahme und entsprechendem Abnehmpotenzial.

Falls du diesen Effekt steigern möchtest: Jede Form der körperlichen Aktivität verbrennt Kalorien. Ob Laufen, Wandern, Schwimmen oder Radeln, wenn du dich zusätzlich bewegst, nimmst du deine Fettdepots von zwei Seiten in die Zange. Weniger Kalorien aufzunehmen und gleichzeitig mehr zu verbrennen ist nämlich der Königsweg beim Abnehmen.

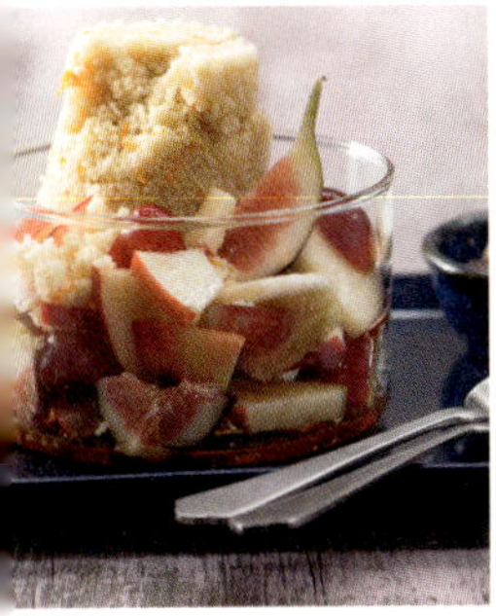
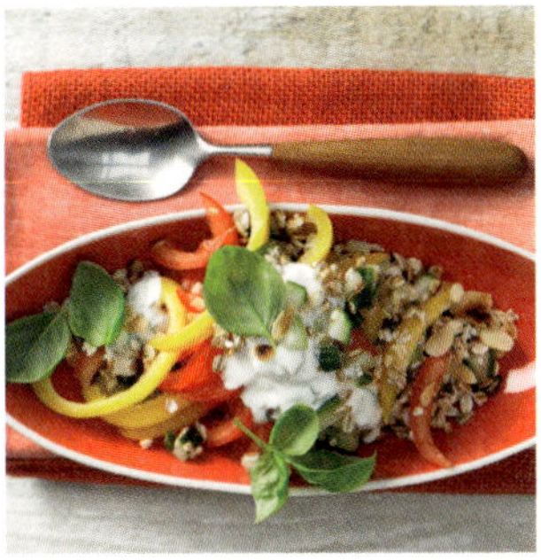
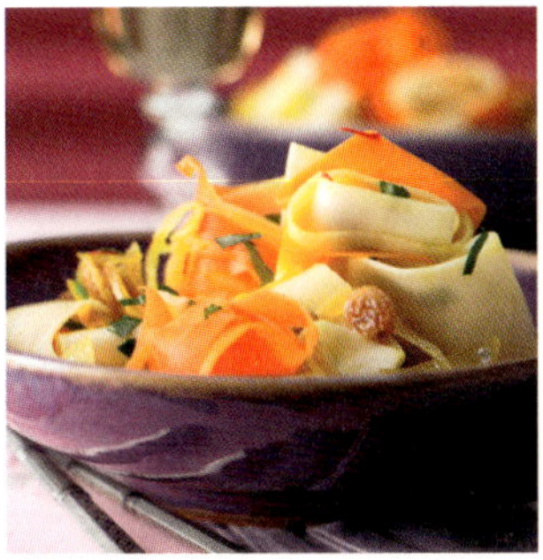
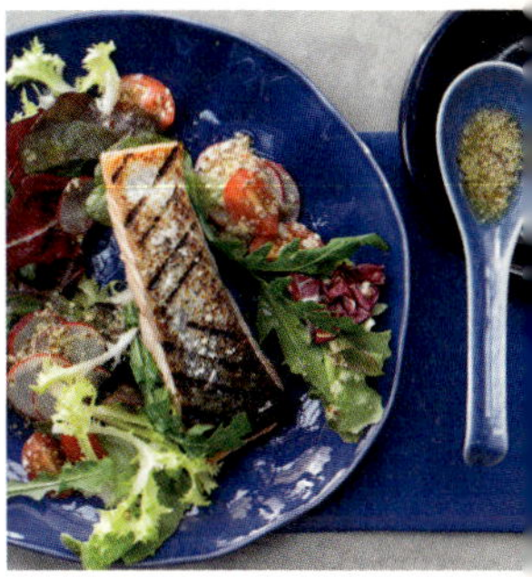

# Rezepte für die Aufbauwoche

## 3 × Frühstück zum Auswählen



## 7 × Mittagessen zum Auswählen



## 5 × Abendessen zum Auswählen



Alle Rezepte gelten für eine Portion.

# ORANGEN-BULGUR MIT OBSTSALAT (VEGAN)

**20 MINUTEN | ENERGIE: 370 KCAL**

*Zutaten*

50 g Bulgur
1 kleine Bioorange
1 TL Rapsöl
1 kleiner Apfel
1 kleine Birne
50 g Weintrauben
1 frische Feige
1 kleine Banane (ca. 125 g)
1 EL Limettensaft
1 TL Ahornsirup

1. Bulgur in eine Schüssel geben. Mit 100 ml kochendem Wasser überbrühen und etwa 5 Minuten ausquellen lassen.
2. Inzwischen Orange waschen, trocken reiben und die Schale fein abreiben. Orange halbieren, auspressen. Saft, geriebene Schale und Rapsöl mit einer Gabel unter den gequollenen Bulgur mischen.
3. Apfel, Birne, Weintrauben und Feige waschen und trocken tupfen. Birne und Apfel vierteln und entkernen. Weintrauben halbieren und eventuell entkernen, die Banane schälen. Alle Früchte in mundgerechte Stücke schneiden.
4. Limettensaft in einer kleinen Schüssel mit dem Ahornsirup verrühren. Über die Früchte gießen, alles mischen und 8–10 Minuten ziehen lassen. Mit dem Orangen-Bulgur anrichten und servieren.

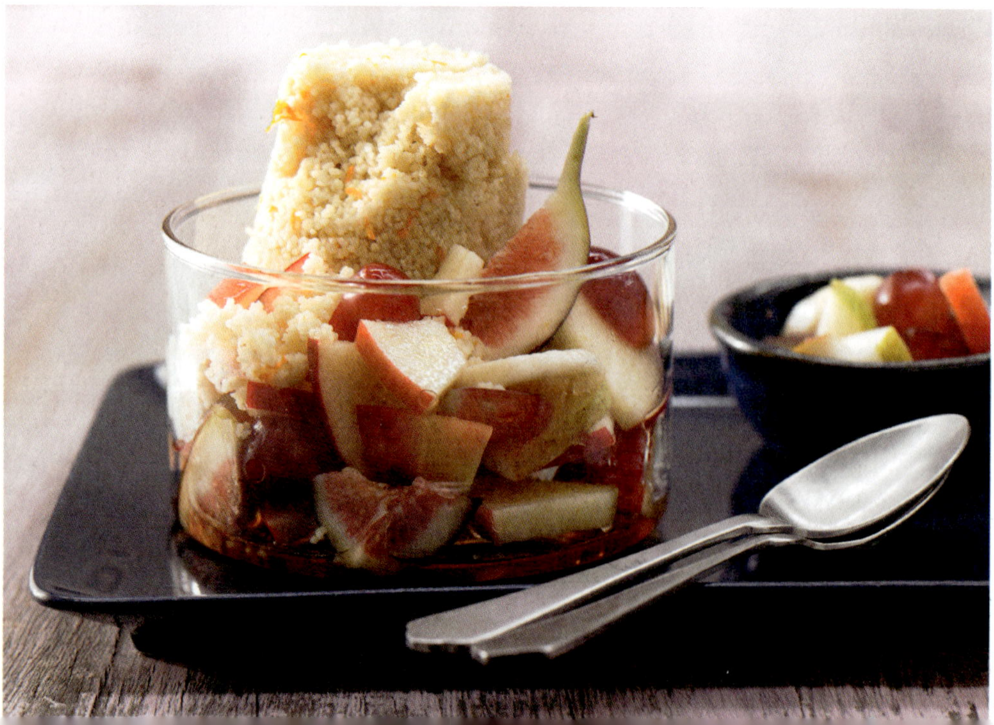

# BUNTES GEMÜSEMÜSLI MIT MANDELBLÄTTCHEN (VEGETARISCH/VEGAN)

35 MINUTEN | ENERGIE: 240 KCAL

*Zutaten*

1 Mini-Salatgurke
Salz
4 EL 5-Korn-Getreideflockenmischung
1 TL Mandelblättchen
1 kleine gelbe Paprikaschote
1 Tomate
1 Stängel Basilikum
100 g Joghurt (1,5 % Fett) oder Sojacreme
Pfeffer

1. Die Salatgurke waschen, längs halbieren, entkernen und in kleine Würfel schneiden. In eine Schüssel geben und salzen. Mit den Getreideflocken mischen und durchziehen lassen.
2. Die Mandelblättchen in einer Pfanne ohne Fett goldbraun rösten und abkühlen lassen. Inzwischen die Paprikaschote vierteln, entkernen, waschen und in feine Streifen schneiden.
3. Tomate waschen, die Stielansätze keilförmig herausschneiden, vierteln, entkernen und ebenfalls in feine Streifen schneiden.
4. Tomaten- und Paprikastreifen unter das Gurken-Flocken-Gemisch heben. Basilikum waschen, Blättchen abzupfen, einige beiseitelegen, den Rest fein schneiden und zusammen mit etwas Pfeffer unter den Joghurt rühren.
5. Gemüsemüsli mit dem Joghurt anrichten, mit Mandeln bestreuen und mit restlichem Basilikum garnieren.

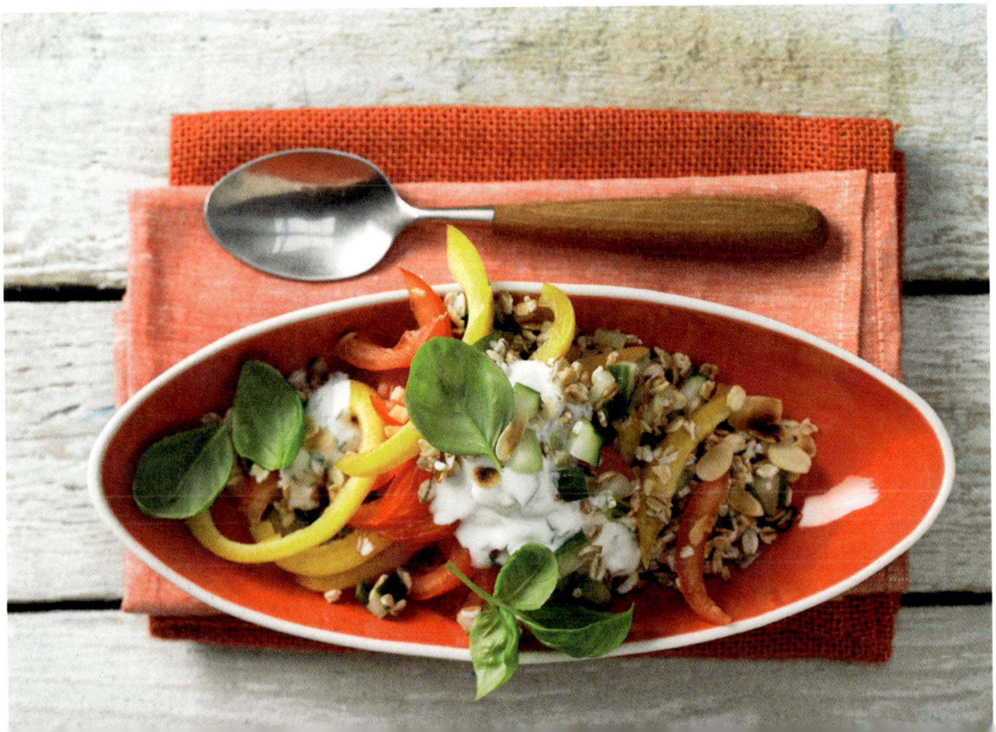

# APFEL-AVOCADO-SMOOTHIE MIT KIWI (VEGAN)

**5 MINUTEN | ENERGIE: 220 KCAL**

*Zutaten*

1 kleine Zitrone
1 kleine reife Avocado
1 Kiwi
50 ml naturtrüber Apfelsaft
100 ml Mineralwasser
Eiswürfel nach Belieben

1. Zitronenhälften auspressen und den Saft in ein hohes Gefäß geben.
2. Aus der Avocadohälfte den Stein herauslösen. Das Fruchtfleisch mit einem Teelöffel herauslösen und sofort zum Zitronensaft in das Gefäß geben.
3. Kiwi schälen, 2 Scheiben abschneiden und beiseitelegen. Den Rest der Kiwi würfeln und mit dem Apfelsaft zur Avocado geben.
4. Alles mit einem Stabmixer fein pürieren und nach Geschmack mit Eiswürfeln in ein großes Glas gießen. Mit Mineralwasser auffüllen und mit den Kiwischeiben garnieren.

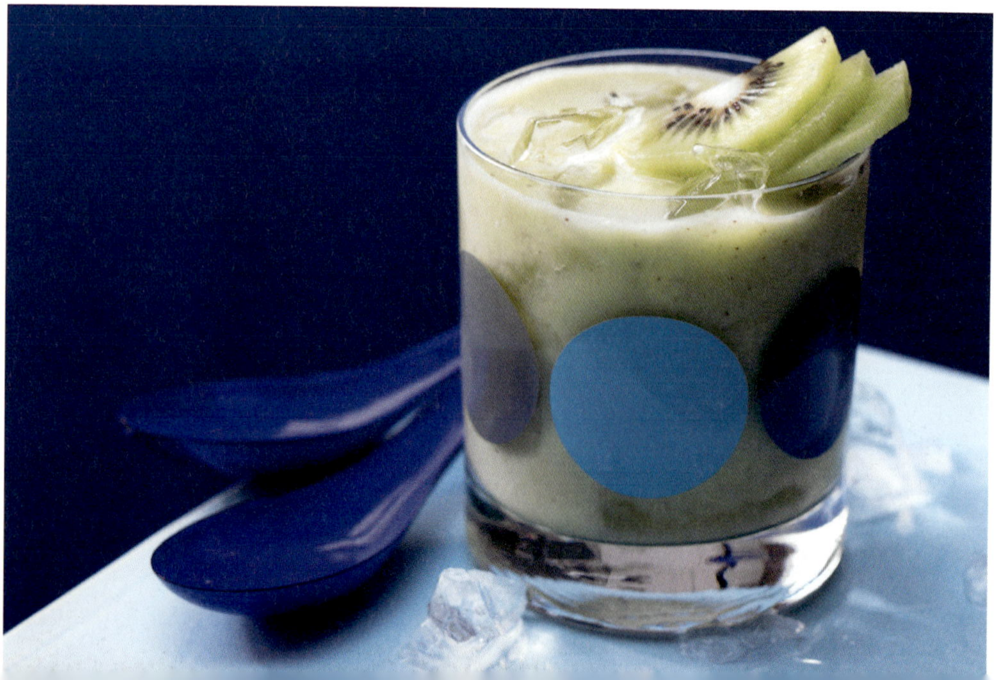

# MÖHREN-PASTA MIT SULTANINEN UND ZWIEBELN (VEGAN)

**35 MINUTEN | ENERGIE: 450 KCAL**

*Zutaten*

15 g Sultaninen
3 EL Traubensaft
1 Möhre
1 Zwiebel
1 Knoblauchzehe
1 EL Olivenöl
70 g Vollkorn-Bandnudeln
1 kleine Orange
2 Stiele Petersilie
75 ml klassische Gemüsebrühe
Salz
Pfeffer

1. Die Sultaninen im Traubensaft mindestens 15 Minuten einweichen. Inzwischen die Möhre schälen und mit dem Sparschäler in sehr dünne, lange Streifen schneiden.
2. Zwiebel und Knoblauch schälen und in feine Streifen schneiden. In einer Pfanne mit dem Olivenöl bei mittlerer Hitze in etwa 10 Minuten langsam weich dünsten.
3. Inzwischen die Bandnudeln nach Packungsanleitung garen. Die Orange auspressen. Petersilie waschen, trocken schütteln, Blätter abzupfen und hacken.
4. Möhrenstreifen, Sultaninen und Traubensaft in die Pfanne geben. Orangensaft und Brühe zugießen, mit Salz und Pfeffer würzen. Bei kleiner Hitze 4–5 Minuten garen.
5. Nudeln in einem Sieb abgießen und gut abtropfen lassen. Mit der Petersilie in die Pfanne geben und unterheben. Mit Salz und Pfeffer würzen und sofort servieren.

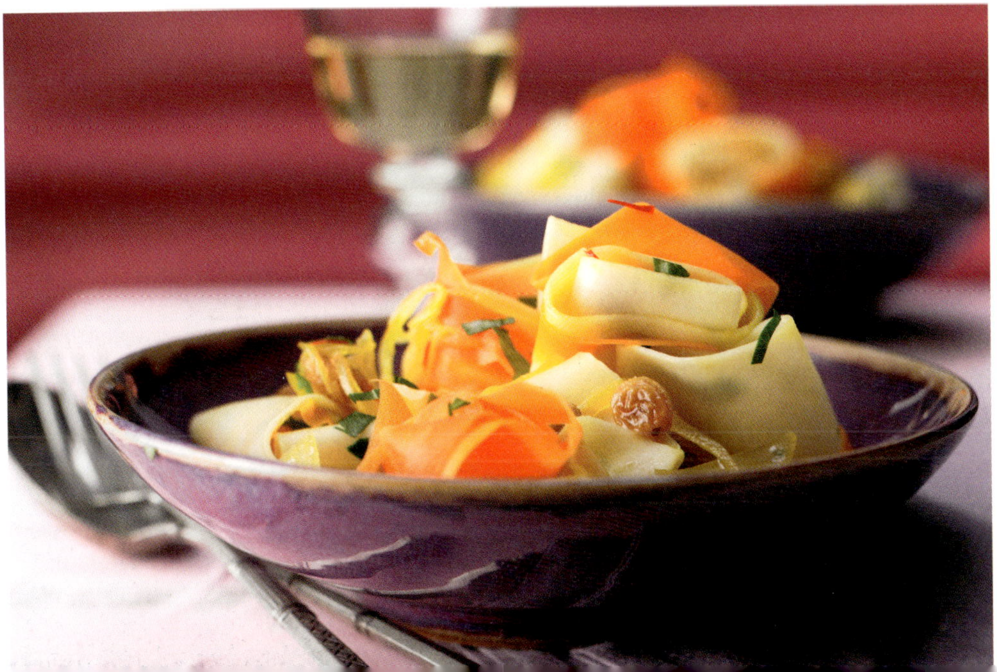

# GEMÜSE-SPAGHETTI MIT SAUERAMPFER (VEGAN)

**45 MINUTEN | ENERGIE: 380 KCAL**

*Zutaten*

1 Möhre
1 kleine gelbe Paprikaschote
75 g Brokkoli
3 gelbe Kirschtomaten
4 Stängel Petersilie
1 Frühlingszwiebel
70 g Vollkorn-Spaghetti
Salz
1 TL Zitronensaft
1 EL Olivenöl
Pfeffer

1. Möhre schälen und in sehr dünne Scheiben hobeln. Paprikaschote vierteln, entkernen, waschen und in Würfel schneiden.
2. Brokkoli putzen, in sehr kleine Röschen teilen und waschen. Tomaten waschen und halbieren.
3. Petersilie waschen, trocken schütteln und die Blätter abzupfen, grob hacken. Frühlingszwiebel putzen, waschen und in feine Scheiben schneiden.
4. Spaghetti nach Packungsanleitung in reichlich Salzwasser bissfest garen. 4 Minuten vor Ende der Garzeit Brokkoli, Paprika und Möhren dazugeben.
5. Nudeln und Gemüse abgießen und in einer Schüssel mit den vorbereiteten Tomaten mit dem Zitronensaft und Öl mischen. Mit Salz und Pfeffer würzen und sofort servieren.

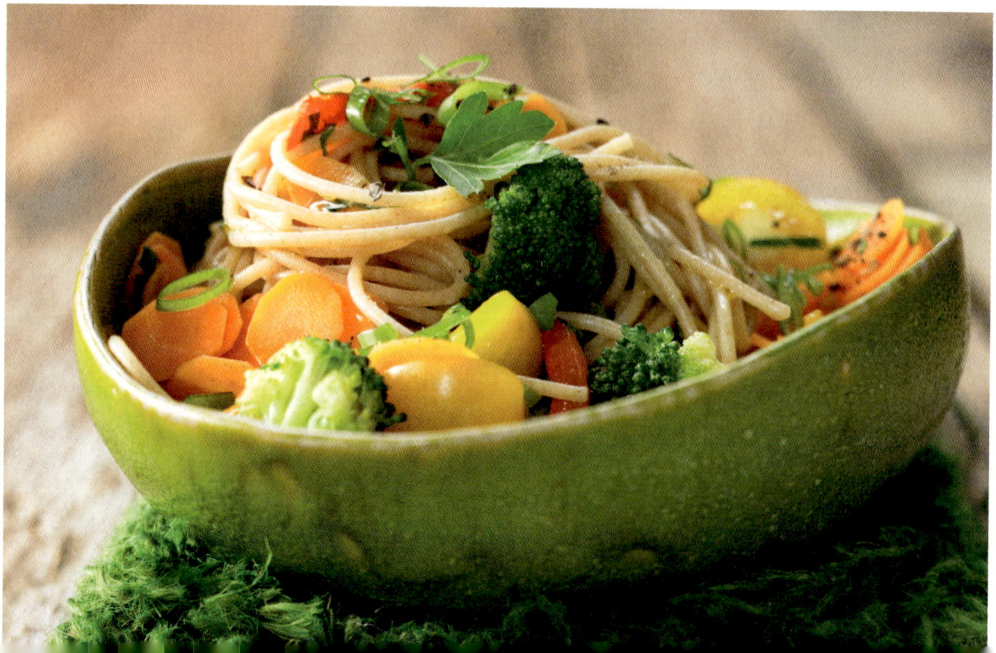

# GEGRILLTER LACHS AUF SALAT MIT SENF-HONIG-DRESSING

**20 MINUTEN | ENERGIE: 320 KCAL**

*Zutaten*

50 g gemischter Blattsalat (z. B. Frisée, Feldsalat, Radicchio)

5 Kirschtomaten

2 Radieschen

1 Lachsfilets (ca. 150 g, mit Haut)

Salz

Pfeffer

1 EL Rotweinessig

1 TL körniger Senf

1 TL Honig oder Agavendicksaft

1 EL Olivenöl

1. Die Salate putzen, waschen, trocken schleudern und in mundgerechte Stücke zupfen.
2. Kirschtomaten waschen und vierteln. Radieschen putzen, waschen und in dünne Scheiben schneiden.
3. Lachsfilets waschen, mit Küchenpapier trocken tupfen und mit Salz und Pfeffer würzen.
4. Eine Grillpfanne erhitzen und die Lachsfilets darin auf der Hautseite 5–6 Minuten bei mittlerer Hitze braten.
5. Inzwischen den Essig in einer Schüssel mit 2 EL Wasser, Senf, Honig und Öl zu einem Dressing verquirlen. Mit Salz und Pfeffer würzen.
6. Lachsfilets wenden und auf der Fleischseite in 1–2 Minuten fertig braten.
7. Tomaten, Radieschen und Blattsalate mit dem Dressing mischen und mit den Lachsfilets anrichten.

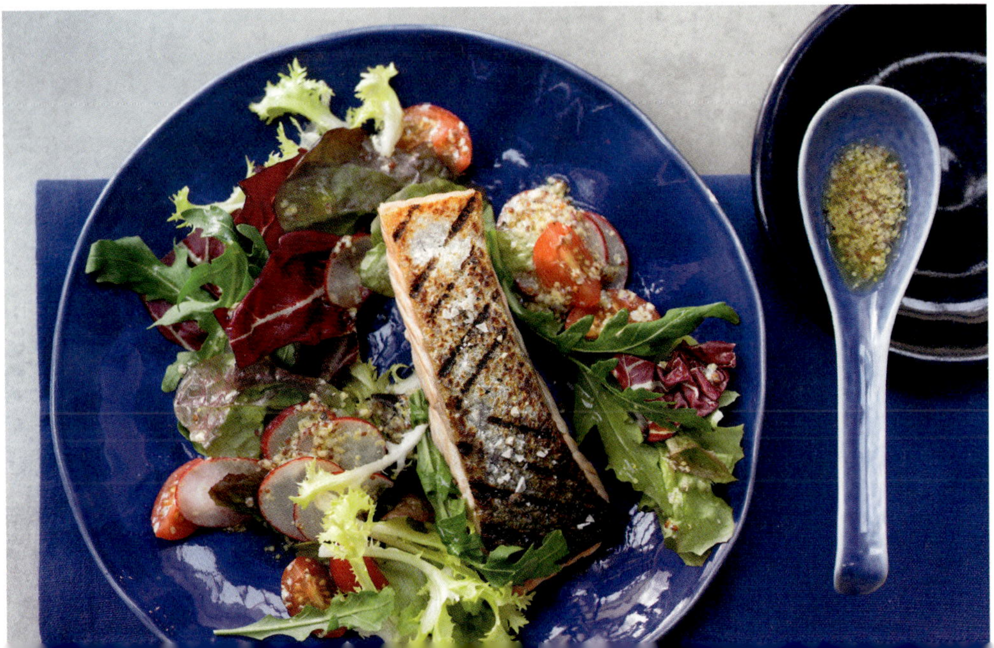

# GEBRATENE KÜRBISSPALTEN MIT TOMATEN-LINSEN-GEMÜSE (VEGAN)

**35 MINUTEN | ENERGIE: 280 KCAL**

*Zutaten*

30 g Puy-Linsen
1 Knoblauchzehe
1 Tomate
1 Frühlingszwiebel
150 g Hokkaido-Kürbis
1 EL Sesam-, Oliven- oder Rapsöl
Grobes Meersalz
2 Stängel glatte Petersilie
1 kleines Stück Ingwer
Salz und Pfeffer

1. Die Linsen in einem Sieb abspülen und abtropfen lassen. Knoblauch schälen, mit den Linsen in 200 ml Wasser aufkochen und zugedeckt bei kleiner Hitze etwa 30 Minuten köcheln lassen.
2. Inzwischen die Tomaten waschen und Stielansätze keilförmig herausschneiden, vierteln, entkernen und in dünne Spalten schneiden.
3. Frühlingszwiebel waschen, putzen und schräg in schmale Ringe schneiden. Kürbisfruchtfleisch in 8 Spalten schneiden.
4. Das Öl in einer großen beschichteten Pfanne erhitzen. Die Kürbisspalten darin bei mittlerer Hitze von jeder Seite 4 Minuten braten. Nach etwa 2 Minuten die Frühlingszwiebel zufügen. Kürbis mit Meersalz bestreuen.
5. Petersilie waschen, trocken schütteln und die Blättchen abzupfen. Ingwer schälen und mit der Knoblauchpresse über den Linsen ausdrücken.
6. Tomaten zugeben und alles nochmals aufkochen. Knoblauchzehe entfernen und das Linsengemüse mit Salz und Pfeffer abschmecken. Kürbisspalten mit Frühlingszwiebel auf vorgewärmten Tellern mit dem Tomaten-Linsen-Gemüse anrichten und mit Petersilie garnieren.

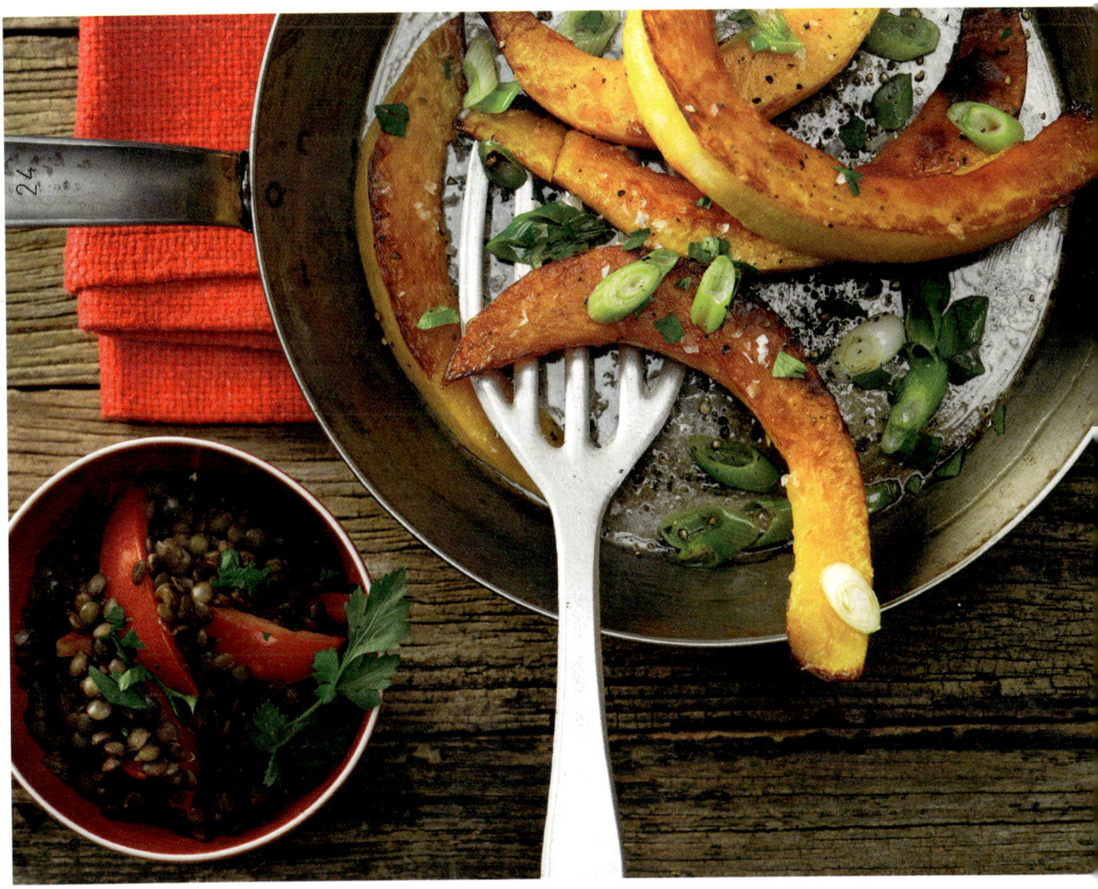

# TOFU-PAPRIKA-SPIESSE MIT SESAMÖL (VEGAN)

**15 MINUTEN | ENERGIE: 260 KCAL**

*Zutaten (für 3 Spieße)*

150 g Tofu
4 EL Teriyaki-Sauce
1 kleine gelbe Paprikaschote
6 Kirschtomaten (ca. 100 g)
1 EL Olivenöl
Pfeffer
1 EL Sesamöl

1. Tofu abtropfen lassen und in etwa 2 cm große Würfel schneiden.
2. Tofuwürfel in eine Schüssel geben, Teriyaki-Sauce untermischen und 30 Minuten ziehen lassen, dabei öfter wenden.
3. Inzwischen Paprikaschote halbieren, entkernen, waschen und in gleichmäßige Stücke schneiden. Tomaten putzen, waschen und in einem Sieb abtropfen lassen.
4. Tofu, Paprikastücke und Tomaten abwechselnd auf 3 Grillspieße stecken.
5. Spieße mit 1 EL Olivenöl in eine beschichtete Pfanne geben und unter gelegentlichem Wenden 6–8 Minuten garen. Spieße pfeffern, mit Sesamöl beträufeln und servieren.

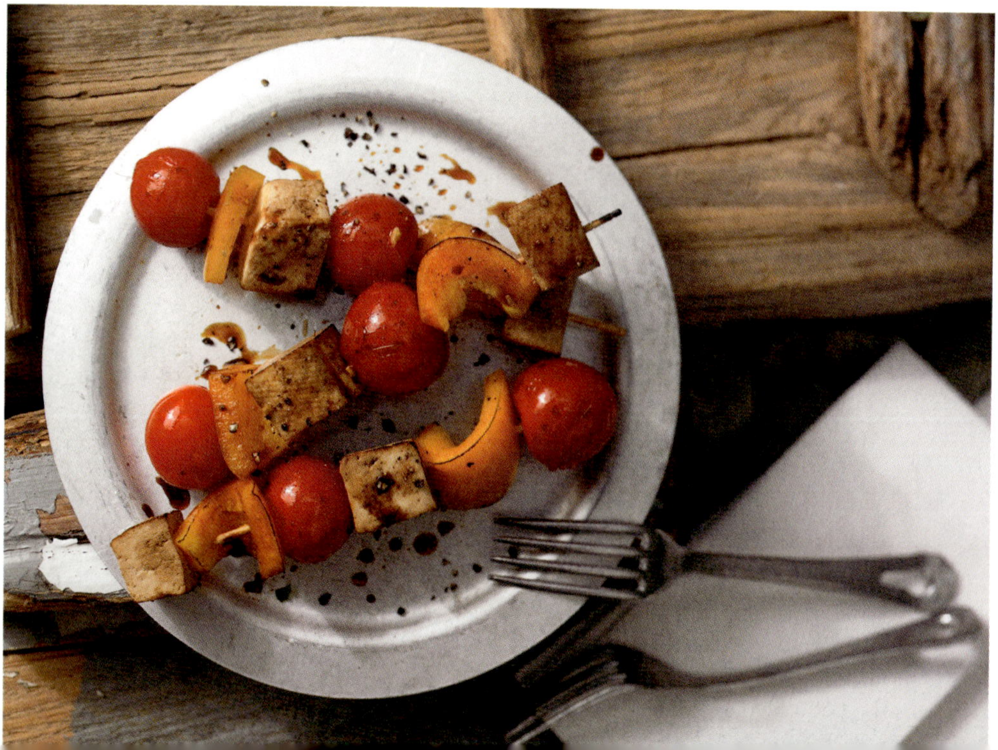

# WOK-GEMÜSE MIT ANANAS UND THAI-BASILIKUM (VEGAN)

**30 MINUTEN | ENERGIE: 210 KCAL**

*Zutaten*

1 kleine rote Zwiebel
1 kleine Möhre
2 Tomaten
1 Knoblauchzehe
1 Stängel Thai-Basilikum
200 g Fruchtfleisch einer reifen Ananas
1 EL Olivenöl
1 EL Sojasauce
1 EL klassische Gemüsebrühe
1 TL Agavendicksaft

1. Zwiebeln schälen, längs halbieren und in Spalten schneiden. Möhren schälen, längs halbieren und in Scheiben schneiden. Die Tomaten waschen und klein schneiden.
2. Knoblauch schälen und fein hacken. Thai-Basilikum waschen, trocken schütteln und die Blätter abzupfen. Ananas schälen, längs vierteln, den harten Strunk entfernen und das Fruchtfleisch in etwa 2 cm große Stücke schneiden.
3. Öl in einen Wok geben und erhitzen. Möhren, Knoblauch und Zwiebeln 1–2 Minuten unter Rühren anbraten. Ananas und Tomaten zugeben und etwa 5 Minuten bei mittlerer Hitze braten.
4. Sojasauce, Gemüsebrühe und Agavendicksaft zugeben und das Gemüse unter ständigem Rühren in 1–2 Minuten fertig braten. Mit Thai-Basilikum bestreuen.

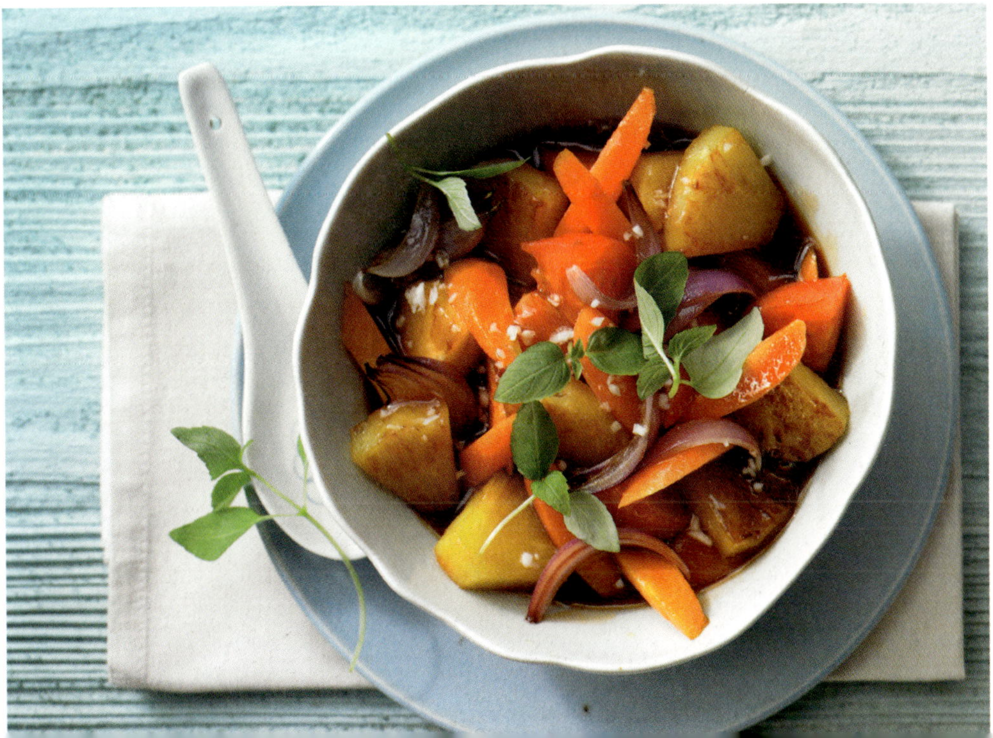

# PILZGEMÜSE AUF KICHERERBSEN-PÜREE MIT LAUCH (VEGAN)

**40 MINUTEN | ENERGIE: 250 KCAL**

*Zutaten*

4 g getrocknete Steinpilze
150 ml klassische Gemüsebrühe
125 g Pfifferlinge
125 g Champignons
2 Stängel Thymian
1 kleine Stange Lauch
1 kleine Möhre
1 EL Olivenöl
100 g Kichererbsen (Abtropfgewicht; Dose)
Salz
Pfeffer

1. Getrocknete Steinpilze in einem Sieb kalt abspülen, abtropfen lassen und in eine kleine Schüssel geben. 75 ml Gemüsebrühe aufkochen, über die Steinpilze gießen und 20 Minuten einweichen lassen.
2. Inzwischen Pfifferlinge und Champignons gründlich mit einem Pinsel oder mit Küchenpapier putzen, große Pilze halbieren. Thymian waschen und trocken schütteln. Den Lauch putzen, der Länge nach aufschneiden, waschen und in etwa 1 cm breite Ringe schneiden.
3. Die Möhre schälen, in dünne Scheiben schneiden und in einem kleinen Topf in der restlichen Gemüsebrühe aufkochen. Zugedeckt bei kleiner Hitze 8–10 Minuten dünsten.
4. Olivenöl in einer beschichteten Pfanne erhitzen und die Pfifferlinge darin anbraten. Champignons, Lauch, 1 Stängel Thymian und eingeweichte Steinpilze mit dem Sud dazugeben. Zugedeckt etwa 8 Minuten dünsten.
5. Kichererbsen in einem Sieb kurz abspülen, abtropfen lassen, zu den Möhren geben und erhitzen.
6. Das Pilzgemüse offen aufkochen und etwas Sud verdampfen lassen. Mit Salz und Pfeffer abschmecken.
7. Kichererbsen und Möhren im Topf mit einem Stabmixer pürieren. Salzen, pfeffern und das Kichererbsenpüree mit dem Pilz-Lauch-Gemüse anrichten. Mit dem restlichen Thymian garnieren und servieren.

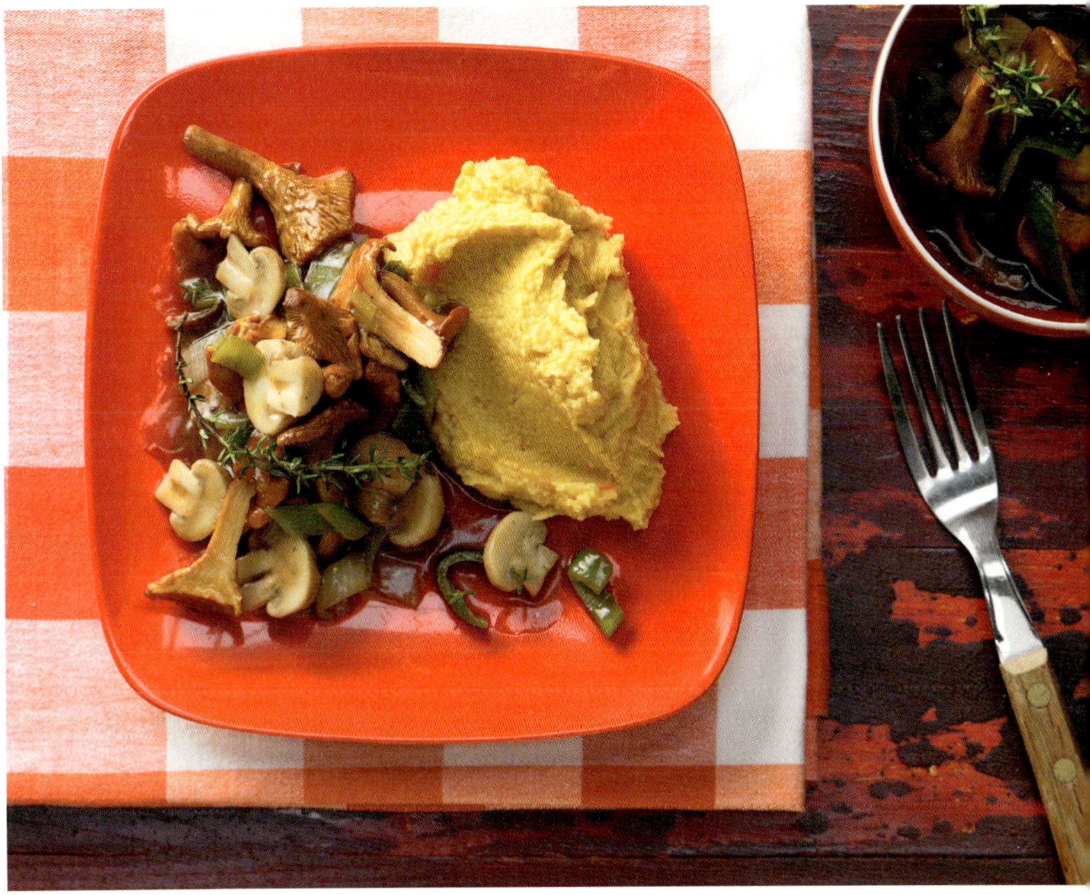

# BULGUR-PAPRIKA-SALAT MIT KORIANDERMÖHREN (VEGAN)

**30 MINUTEN | ENERGIE: 300 KCAL**

*Zutaten*

80 ml Tomatensaft
25 g Bulgur
2 schlanke Bundmöhren
2 EL Olivenöl
Salz
Pfeffer
1 TL Agavendicksaft
1 EL Limettensaft
1 kleine gelbe Paprikaschote
1 Knoblauchzehe
1 EL Schnittlauch in Röllchen
2 Stängel Koriander

1. Tomatensaft in einem Topf aufkochen. Bulgur unterrühren und auf der ausgeschalteten Herdplatte zugedeckt etwa 35 Minuten quellen lassen.
2. Möhren putzen, waschen, schälen und quer halbieren. In einer Pfanne 1 EL Olivenöl erhitzen und die Möhren bei mittlerer Hitze andünsten. Mit Salz und Pfeffer würzen. 4–5 EL Wasser zufügen und alles zugedeckt bei mittlerer Hitze 7–8 Minuten dünsten.
3. Den Agavendicksaft unterrühren und die Flüssigkeit offen einkochen lassen. Vom Herd nehmen und abkühlen lassen.
4. Paprikaschote halbieren, entkernen, waschen und fein würfeln. Knoblauch schälen und durch eine Presse geben. Mit Schnittlauch in eine Salatschüssel geben.
5. Koriander waschen, Blätter abzupfen und hacken. Mit Bulgur, Limettensaft und restlichem Olivenöl ebenfalls in die Schüssel geben. Salzen, pfeffern und gut mischen. Bulgursalat mit den Koriandermöhren anrichten.

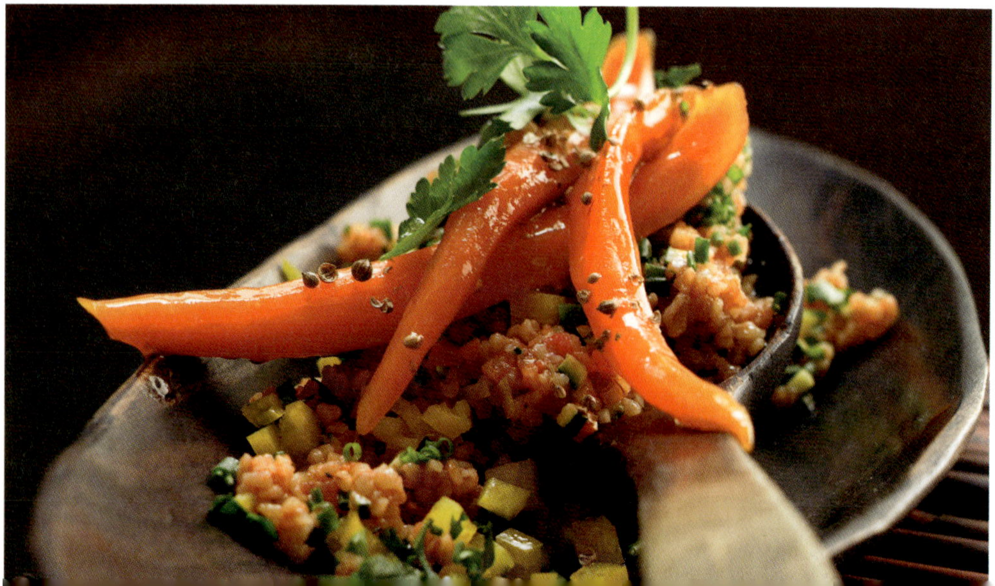

# KARTOFFEL-KOHLRABI-PUFFER MIT TOMATENSALAT (VEGAN)

**45 MINUTEN | ENERGIE: 280 KCAL**

*Zutaten*

100 g Kartoffeln
1 kleiner Kohlrabi
Salz
1 Frühlingszwiebel
200 g Kirschtomaten
1 EL weißer Balsamessig
Pfeffer
1 EL Haferflocken
1 EL Rapsöl
2 Stängel Basilikum
2 EL Schnittlauchröllchen

1. Kartoffeln waschen und ungeschält in wenig Wasser 20 Minuten zugedeckt als Pellkartoffeln garen. Inzwischen Kohlrabi schälen, grob raspeln, salzen und etwa 10 Minuten stehen lassen, damit die Raspel Wasser ziehen.
2. Tomaten waschen und vierteln. Balsamessig mit Salz und Pfeffer verrühren, mit den Tomatenvierteln und der in feine Ringe geschnittenen Frühlingszwiebel mischen.
3. Pellkartoffeln abgießen, mit kaltem Wasser abschrecken, pellen und mit der Gabel zerdrücken. Kohlrabiraspel auf ein Sieb geben und ausdrücken. Kohlrabi und Haferflocken zu den durchgedrückten Kartoffeln geben, alles verrühren und mit Salz und Pfeffer würzen.
4. 1 EL Öl in einer beschichteten Pfanne erhitzen. Pufferteig in 4 Portionen teilen, die Portionen mit einem Esslöffel in die Pfanne geben und zu Puffern formen. Bei kleiner Hitze etwa 3 Minuten von jeder Seite braten.
5. Basilikumblätter und Schnittlauchröllchen unter den Tomatensalat heben und mit den Kartoffel-Kohlrabi-Puffern anrichten.

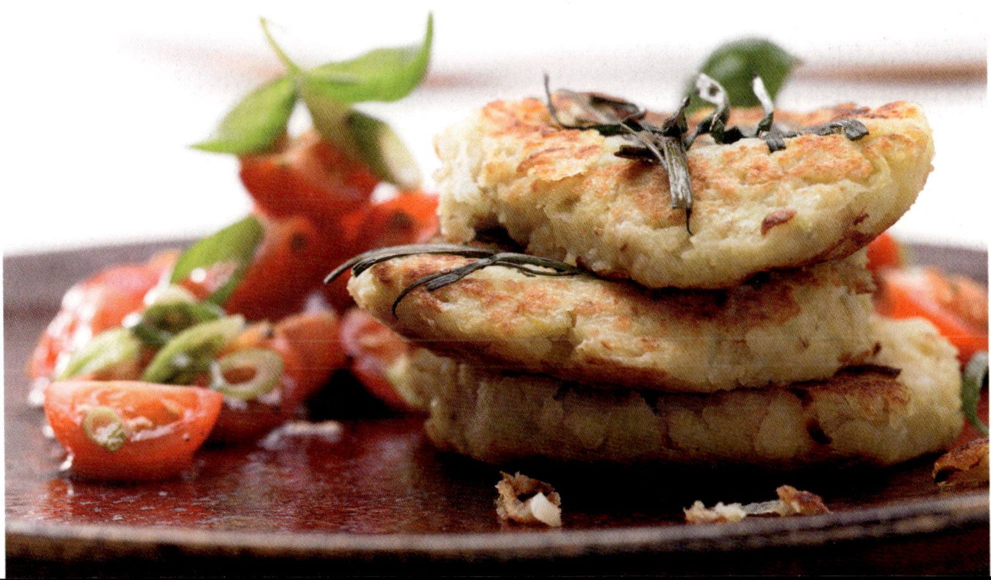

# KARTOFFELBREI MIT ROTER BETE

## (VEGAN)

**15 MINUTEN | ENERGIE: 340 KCAL**

*Zutaten*

150 g Kartoffeln
1 Knolle Rote Bete
1 kleine Orange
2 EL Sonnenblumenkerne

1. Kartoffeln waschen, schälen und in etwa 1 cm große Würfel schneiden. Rote Bete unter fließendem Wasser gründlich säubern, ebenfalls schälen und würfeln; dabei am besten dünne Gummi- oder Einmalhandschuhe tragen.
2. Kartoffeln und Rote Bete mit 100 ml Wasser in einem Topf zum Kochen bringen und zugedeckt in etwa 10 Minuten weich garen. Inzwischen die Orange halbieren und auspressen. Sonnenblumenkerne klein hacken.
3. Orangensaft und Sonnenblumenkerne zum Gemüse geben und alles mit einem Stabmixer pürieren. Eventuell den Brei mit etwas Wasser verdünnen und nochmals kurz aufkochen.

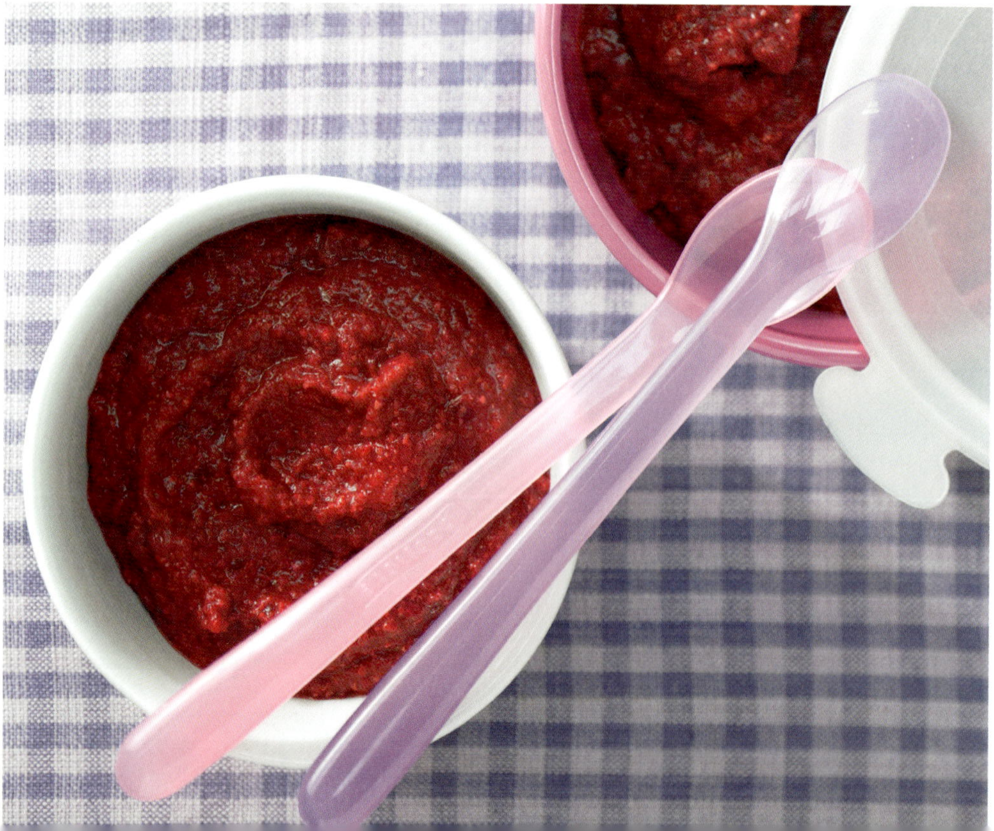

# ROTE BETE MIT APFEL-KARAMELL-SAUCE (VEGAN)

**35 MINUTEN | ENERGIE: 200 KCAL**

*Zutaten*

125 g gekochte, geschälte Rote Bete (vakuumverpackt)

1 EL Olivenöl

1 kleiner säuerlicher Apfel

1 kleines Stück Ingwer

1 TL Agavendicksaft

40 ml klassische Gemüsebrühe

Salz

Gemahlener Zimt

2 Stängel glatte Petersilie

1. Den Backofen auf 200 °C (Umluft: 180 °C, Gas: Stufe 3) vorheizen. Die Rote Bete in 2–3 mm dünne Scheiben schneiden (am besten mit Handschuhen arbeiten). Mit 1 EL Olivenöl mischen.
2. Die Scheiben auf einem mit Backpapier belegten Backblech verteilen und im Backofen auf der mittleren Schiene etwa 10 Minuten backen. Die Scheiben wenden und weitere 10 Minuten backen, bis sie am Rand etwas kross sind.
3. Den Apfel waschen, schälen, vierteln und entkernen. Die Viertel in breite Scheiben schneiden. Ingwer schälen und fein reiben.
4. Agavendicksaft in einen Topf geben und bei mittlerer Hitze karamellisieren, bis er hellbraun ist. Apfelscheiben, die Hälfte des Ingwers und Gemüsebrühe hinzufügen und aufkochen. Zugedeckt bei kleiner Hitze 10 Minuten garen.
5. Die Sauce mit einem Stabmixer pürieren, danach nochmals aufkochen. Mit Salz, dem restlichen Ingwer und Zimt würzen.
6. Petersilie waschen, die Blätter abzupfen und grob hacken. Die Sauce über die Rote Bete geben. Salz und Petersilie darüberstreuen. Sofort servieren.

# INGWER-MÖHREN MIT KRÄUTERN

## (VEGETARISCH/VEGAN)

**30 MINUTEN | ENERGIE: 200 KCAL**

*Zutaten*

200 g Bundmöhren
1 kleine Zwiebel
1 Stückchen Ingwer
1 EL Rapsöl
80 ml klassische Gemüsebrühe
1 TL Honig oder Agavendicksaft
Salz
2 Stängel Petersilie
2 Stängel Kerbel
1 Stängel Dill
1 EL saure Sahne (Sojacreme)
1 TL Kapern (Glas)
Etwas Zitronensaft
Salz und Pfeffer

1. Möhren schälen und der Länge nach halbieren. Zwiebel schälen und fein hacken. Ingwer schälen und würfeln.
2. Rapsöl in einem Topf erhitzen. Zwiebel, Möhren und Ingwer dazugeben und bei mittlerer Hitze 5 Minuten andünsten.
3. Gemüsebrühe und Honig zugeben. Salzen. Bei mittlerer Hitze zugedeckt 12–15 Minuten garen.
4. Petersilie, Kerbel und Dill waschen, die Blättchen abzupfen und hacken.
5. Saure Sahne und Kapern in den Topf geben. Die Flüssigkeit etwas einkochen lassen. Mit Salz, Pfeffer und Zitronensaft würzen. Die gehackten Kräuter unterrühren und servieren.

## 5 basische Snacks zum Auswählen

### Grapefruit-Dattel-Snack

1 Grapefruit schälen, halbieren und würfeln. 1 EL Sonnenblumenkerne leicht rösten. 2 getrocknete Datteln hacken. Alles in einer Schüssel mischen.

### Frische Feige auf Chicorée

1 kleinen Chicorée waschen und klein schneiden. 1 frische Feige waschen und in 6 Spalten schneiden. Feigenspalten auf dem Chicorée anrichten.
2 EL Magermilchjoghurt und 1 EL Zitronen- oder Orangensaft mischen und über den Salat träufeln.

### Scharfe Avocado-Happen

Das Fleisch einer halben Avocado in Würfel schneiden. 1 EL Sesamsaat, etwas Meersalz und ein paar Spritzer Tabasco darübergeben.

### Olivenmix

Als schnellen Snack je 2 EL grüne und Kalamata-Oliven naschen.

### Spinatsalat mit Rosinen

1 Handvoll frischen Spinat waschen und auf einem Teller verteilen.
1 EL Rosinen, 1 EL Rapsöl und etwas Zitronensaft darübergeben.

# YOUR DAILY DETOX-CHALLENGE: DEIN BASISCHES AKTIVPROGRAMM FÜR DIE 3. WOCHE

Wir haben viel über Veränderungen gesprochen, innerliche und äußerliche. Die Challenges sollen diese Effekte unterstützen und dir Anregungen geben, den ganzheitlichen Reinigungs- und Entgiftungsprozess zu vertiefen. In der dritten Woche werden dir die Themen »Beziehungen« und »Work-Life-Balance« begegnen. Denn wenn wir uns selbst verändern, hat dies auch immer einen Einfluss auf unsere Beziehungen und auf unsere Einstellung zur Arbeitswelt. Nutze die Chance, diese beiden wichtigen Bereiche genauer zu beleuchten.

Selbstverständlich darfst du jederzeit auf die Aufgaben der ersten und zweiten Woche zurückgreifen. Sollte dir eine der Challenges besonders gutgetan haben, kannst du sie dir gern noch einmal vornehmen.

## Challenge 1: 30 Minuten Joggen

Joggen gehört wie Radfahren, Schwimmen und Nordic Walking zu den Ausdauersportarten, die eine natürliche entgiftende Wirkung haben. Durch die moderate körperliche Belastung kommen Atmung und Herz-Kreislauf-System auf Touren, ohne überfordert zu werden. Das Blut und mit ihm alle Organe werden gut mit Sauerstoff versorgt, über die Atmung und das Schwitzen werden giftige Stoffwechselprodukte abgebaut. Nach dem Duschen setzt eine wohltuende Entspannung ein. Außerdem sind Ausdauersportarten die optimale Unterstützung für alle, die ihr Gewicht reduzieren möchten, denn der zusätzliche Kalorienverbrauch wirkt sich positiv auf die Energiebilanz aus.

Joggen ist eine sehr natürliche Sportart, da der Mensch schon immer laufen musste, um zu jagen oder größere Entfernungen zurückzulegen. Außerdem benötigst du dazu kein aufwendiges Equipment: Ein paar gute Laufschuhe, eine kurze Hose und ein T-Shirt reichen, um dich in Bewegung zu bringen. Der größte Feind des Läufers ist falscher Ehrgeiz! Der kritische Faktor beim Joggen ist nämlich nicht die Technik, sondern ein zu hohes Tempo. Das Problem: Zwei Drittel aller Dauerläufer sind zu schnell unterwegs, das belegt eine breit angelegte Studie der AOK. Besonders Männer muten sich häufig zu viel zu. Offenbar neigen wir dazu, den Leistungsgedanken der Arbeitswelt auch auf unsere Freizeitaktivitäten zu übertragen. Die Folgen: Durch die chronische Überforderung leidet der Trainingseffekt, das Herz wird überlastet und die Muskulatur übersäuert – wir schaden uns eher, als dass wir uns etwas Gutes tun. Daher gilt die alte Faustregel: nur so schnell laufen, dass dabei noch eine Unterhaltung möglich ist, ohne komplett aus der Puste zu kommen.

## So findest du die richtigen Laufschuhe

In guten Sportfachgeschäften besteht die Möglichkeit, eine individuelle Laufstilanalyse durchführen zu lassen. Mithilfe eines Laufbands und mehrerer Videokameras wird dabei deine Laufbewegung aufgezeichnet und von einer speziellen Software ausgewertet. Auf Basis dieser Daten wird dir der für deinen Bewegungsablauf optimale Sportschuh empfohlen. Außerdem kannst du dir Tipps zur Optimierung deines Laufstils geben lassen.

**Deine Aufgabe heute:** Joggen ist nichts weiter als ein Dauerlauf in moderatem Tempo.

- Der Oberkörper wird aufrecht gehalten und nur leicht nach vorn gebeugt, die Schultern bleiben locker.
- Die Arme werden nah am Körper gehalten und schwingen gegenläufig mit.
- Fuß nicht zu weit vor dem Körper aufsetzen und gleichmäßig abrollen.
- Am Anfang ist es wichtig, dass du dein eigenes Tempo findest. Für Neulinge ist es absolut keine Schande, alle paar Hundert Meter eine Gehpause zu machen, vor allem, wenn es zu Seitenstechen kommt.

Anfänger sollten mit folgendem Programm starten: 10 Minuten schnell gehen, 5 Minuten langsam laufen, 5 Minuten gehen, 5 Minuten langsam laufen, 5 Minuten gehen. Fortgeschrittene können sich schon etwas mehr zumuten: 5 Minuten einlaufen, 20 Minuten normales Jogging-Tempo, 5 Minuten auslaufen.

### Geheimnis Energiebilanz oder warum wir zu- beziehungsweise abnehmen

Dein Körper benötigt Energie, um den Stoffwechsel in Gang zu halten und um dich in Bewegung zu bringen. Zugeführt wird diese Energie in Form von Nahrung. Je aktiver du bist, desto mehr »Treibstoff« wird verbrannt. Ausdauersportarten wie Joggen, Nordic Walking, Schwimmen oder Radfahren sind besonders effektiv, da du dabei viele Kalorien verbrennst. Wenn du zusätzlich eine bis zwei Einheiten Kraftsport pro Woche einplanst, sind die Bedingungen zum Abnehmen optimal.

Grundsätzlich gilt: Befinden sich Energieverbrauch und Energieaufnahme im Gleichgewicht, nimmst du weder zu noch ab. Dein Körpergewicht bleibt stabil. Überwiegt die Energieaufnahme, nimmst du nach und nach zu. Überwiegt hingegen der Energieverbrauch, so nimmst du ab. Der Trick: Durch zusätzliche Bewegung kannst du deine Energiebilanz verbessern, was den Abnehmeffekt deutlich steigert. Und wenn du nicht nur sporadisch, sondern regelmäßig Sport treibst, profitierst du zusätzlich durch den Muskelaufbau. Denn Muskeln verbrauchen auch im Ruhezustand Energie.

## Challenge 2: »Entgifte« deine Beziehungen

»Das geht mir an die Nieren«, »Der hat mich ganz schön angegiftet«, »Es nagt an mir«, »Das macht mich richtig sauer«, »Was für ein ätzendes Gespräch«, »Dem ist wohl eine Laus über die Leber gelaufen«, »Die Atmosphäre ist total vergiftet«. Die Umgangssprache kennt viele Redewendungen, die die Zusammenhänge zwischen Konflikten und der damit verbundenen physischen Belastung für den Stoffwechsel beschreiben. Oftmals belasten uns ungeklärte Konflikte im Privat- oder Arbeitsleben nicht nur seelisch, sondern auch körperlich. Solche Konflikte zu ignorieren oder zu verdrängen ist keine gute Methode. Im Gegenteil, oftmals gären sie dann im Verborgenen und führen nicht selten zu psychosomatischen Symptomen wie Verspannungen, Kopfschmerzen oder Magern-Darm-Beschwerden.

Zugegeben: Konflikte zu klären ist für die meisten von uns eher negativ besetzt und gehört daher nicht in die Kategorie Lieblingsaufgaben. Doch es ist sehr sinnvoll, sich einen Ruck zu geben und aktiv zu werden. Je schneller wir reagieren, desto leichter lassen sich solche Verwerfungen wieder glätten.

## Einen Konflikt klären

Falls du ein grundlegendes Problem mit einer Person haben solltest, lohnt es sich, planvoll vorzugehen. Zur Konfliktklärung hat sich folgendes Vorgehen bewährt:

1. Gesprächstermin verabreden: Du hast vor, einen Konflikt zu klären, und bereitest dich innerlich darauf vor. Diese Chance solltest du deinem Gesprächspartner ebenfalls einräumen. Spontane Klärungsgespräche scheitern oft daran, dass eine der beiden Parteien sich in die Enge getrieben fühlt und aus Unsicherheit aggressiv oder unsachlich wird.
2. Sachlich bleiben: Persönliche Beleidigungen oder Angriffe lassen die Situation eskalieren. Besser, als gleich Kritik zu äußern, ist es, die eigenen Gefühle zu beschreiben: »Ich bin unter Zeitdruck geraten, weil der Wagen nicht rechtzeitig da war« statt »Du hast dich wieder nicht an unsere Abmachung gehalten, das Auto pünktlich zurückzubringen«.
3. Erwartungen formulieren: Sehr hilfreich ist es, sich schon vor dem Gespräch über die eigenen Erwartungen im Klaren zu sein. Was möchte ich erreichen? Wie lauten meine Wünsche? Später solltest du diese Erwartungen dann möglichst eindeutig formulieren. Das Gleiche gilt für dein Gegenüber. Auch dein Gesprächspartner sollte seine Erwartungen kundtun. Anschließend sollte geklärt werden, welche Erwartungen man erfüllen will und kann, welche vielleicht nicht oder nur zu einem Teil. In diesem Teil des Gesprächs bietet es sich an, Kompromisse zu schließen.
4. Kompromisse finden: In den seltensten Fällen gibt es zu einem Konflikt nur eine Meinung. Jede Seite hat Gründe für ihr Verhalten. Meist geht es darum, einen Weg zu finden, mit dem beide Parteien leben können. Versuche daher nicht, deine Vorstellungen zu 100 Prozent durchzusetzen, selbst wenn du davon überzeugt sein solltest, dass es zu dem Thema

keine zwei Meinungen geben kann. Gib deinem Gegenüber die Chance, das Gesicht zu wahren. Die gefundene Kompromisslinie sollte möglichst klar formuliert werden, sodass sie später nicht unterschiedlich ausgelegt werden kann.

5. Ausreden lassen: Auch wenn starke Emotionen im Spiel sind, solltest du versuchen, deinen Gesprächspartner ausreden zu lassen.
6. Aufmerksam zuhören: Natürlich möchtest du deine Argumente vorbringen. Doch es ist ebenso wichtig, den Ausführungen deines Gegenübers zu folgen.
7. Folgetermin verabreden: Schlage am Ende des Gesprächs vor, dass ihr euch in ein oder zwei Wochen noch einmal zu dem Thema zusammensetzt. Die Tatsache, dass es einen weiteren Termin gibt, erhöht die Chance, dass Verabredungen und Kompromisse eingehalten werden. Die meisten Menschen möchten sich nämlich nicht die Blöße geben, Zusagen nicht einzuhalten.

**Deine Aufgabe heute:** Suche dir einen bequemen Platz zum Nachdenken. Überlege ganz in Ruhe, was dich derzeit belastet und in welchem Bereich deines Lebens ein klärendes Gespräch die Atmosphäre reinigen könnte. Vielleicht liegt der Fall ganz klar und du weißt sofort, welches Problem du angehen solltest. Vielleicht aber auch nicht. Dann lohnt es sich, ein bisschen weiterzuforschen. Es muss nicht immer ein ganz akutes Thema sein. In vielen Fällen ist es hilfreich, sozusagen präventiv vorzugehen und ein Gespräch zu führen, bevor ein handfester Konflikt entstanden ist.

Möglicherweise trägst du auch einen Konflikt in dir selbst. Du bist unschlüssig, wie du dich in einer bestimmten Situation oder zu einer Fragestellung verhalten sollst. Dann kann es hilfreich sein, dass du in dich gehst und deinen ambivalenten Gefühlen Raum gibst. Eine gute Hilfe zur Klärung solcher innerer Fragen sind ein Stück Papier und ein Stift. Falte das Papier der Länge nach und klappe es wieder auf. Links notierst du alle positiven Aspekte zu dem Thema, rechts alle negativen. Am Schluss gehst du deine Sammlung durch und fällst eine ausgereifte Entscheidung.

## Challenge 3: Runterschalten – weniger ist mehr

Runterschalten, Druck rausnehmen, mehr vom Leben haben – die meisten von uns wünschen sich das. Doch nur die wenigsten sorgen tatsächlich dafür, dass sich ihr Leben in dieser Richtung verändert. Stattdessen übernehmen wir neue Aufgaben, mehr Verantwortung und setzen uns immer größerem Druck aus. Zum Glück geht es auch anders. Zum Beispiel durch eine Reduzierung der Arbeitszeit.

### Work-Life-Balance

Für Menschen, die voll im Berufsleben stehen, kann die sogenannte 4-Tage-Woche eine echte Entlastung bringen. Nur noch vier Tage arbeiten und dann ein langes Wochenende, das ist ein großer Schritt in Richtung Work-Life-Balance, einem entspannten Verhältnis zwischen Arbeit und Freizeit. »In meinem Fall leider unmöglich«, denkst du jetzt vielleicht. Doch stimmt das wirklich? Hast du diese Option durchdacht und alle Möglichkeiten abgewogen? Wo ein Wille ist, ist auch ein Weg – ein Sprichwort, in dem viel Wahrheit steckt. Schauen wir uns die drei üblichen Argumente, die eine Verkürzung der Arbeitszeit unmöglich erscheinen lassen, einmal genauer an:

1. Ich schaffe meine Arbeitspensum schon jetzt kaum. Weniger zu arbeiten ist ganz unmöglich.
2. Mein Chef würde das ohnehin nicht genehmigen.
3. Bei einer 4-Tage-Woche würde ich etwa 20 Prozent weniger verdienen. Das kann ich mir nicht leisten.

**Punkt 1:** Selbstverständlich muss eine Reduzierung der Arbeitszeit organisiert und aufgefangen werden. Das ist eine Frage der Planung. Es gibt zwei Möglichkeiten: Effizienz steigern, das heißt, die gleiche Arbeit durch effektivere Abläufe schneller zu erledigen, oder Aufgaben delegieren, also anders aufteilen.

**Punkt 2:** Zu den Aufgaben deines Chefs gehört es, genau solche Probleme zu meistern. Dafür wird er nämlich als Führungskraft gut bezahlt. Außerdem: Du hast ein gesetzlich verbrieftes Recht auf Teilzeit. Es wird durch das »Gesetz über Teilzeitarbeit« festgelegt. Hinzu kommt, dass Teilzeitkräfte effektiver arbeiten, das konnte in diversen Studien nachgewiesen werden – ein weiteres Argument, das du im Gespräch mit deinem Vorgesetzten anbringen kannst.

**Punkt 3:** Weniger Arbeit, weniger Geld. Ein Lohnverzicht ist unumgänglich. Doch was nützt all das Geld, wenn die Lebensqualität leidet? Hier kommt wieder ganz stark der Wille ins Spiel: Willst du wirklich weniger arbeiten zugunsten von mehr Freizeit, Entspannung und Gesundheit? Dann musst du dieses Opfer bringen und entsprechende Sparmaßnahmen ergreifen. Sicher gibt es einige Ausnahmefälle, in denen eine Reduzierung der Arbeitszeit schwierig, vielleicht sogar unmöglich ist. In allen anderen Fällen ist es eine Frage des Willens.

**Deine Aufgabe heute:** Suche dir ein ruhiges Plätzchen, um für eine Weile in dich zu gehen. Nimm eine bequeme Haltung ein. Atme tief und ruhig in den Bauchraum. Es geht darum, eine Vision zu entwickeln. Führe dir vor Augen, wie deine Tage und Wochen verlaufen. Welche Aufgaben, Pflichten und Tätigkeiten bestimmen deinen Alltag? Welche Belastungen treten auf? Welche Entspannungsmomente gönnst du dir?

Atme weiter tief und ruhig in deinen Bauchraum. Frage dich nun, welche Veränderungen dein Leben einfacher machen, deinen Alltag entschleunigen könnten. Welche Wünsche und Vorstellungen treten nun auf? Aber Achtung: Befreie dich von der Schere in deinem Kopf! Es geht bei einer Vision nicht darum, realistisch zu bleiben. Du darfst aus dem Vollen schöpfen, alles ist erlaubt. Es gibt keine Begrenzungen, lass deinen Träumen freien Lauf. Entwirf dein persönliches Luftschloss und genieße die Vorstellung, dass all das möglich wird.

Anschließend setzt du zur Landung an und kehrst auf den Boden der Tatsachen zurück. Jetzt lautet die Frage: Welche Punkte sind realisierbar? Was davon könntest du tatsächlich umsetzen? In welchem Zeitrahmen? Notiere stichwortartig die Eckpunkte deiner Überlegungen und wähle mindestens einen Punkt aus, den du in absehbarer Zeit realisieren kannst.

## Challenge 4: Home-Workout mit dem Theraband

Das Theraband (Therapie-Band) ist eine Weiterentwicklung des klassischen Expanders mit Handgriffen und Zugfedern. Die bunten Latexbänder sind jedoch viel günstiger, platzsparender und vielseitiger als ein Expander. Beim Workout mit dem Theraband geht es um den Widerstand, gegen den du arbeitest. Je stärker du ziehst, desto größer wird er. Außerdem sind die Fitnessbänder in acht verschiedenen Stärken erhältlich. So kannst du genau das Band wählen, das deinem Fitnessgrad und deinem Trainingsziel entspricht. Aber Achtung: Zu Beginn solltest du das Band nicht zu fest wählen, damit du dich nicht gleich überforderst und die Übungen korrekt ausführen kannst. Therabänder erhältst du zum Beispiel in Sportfachgeschäften, in Drogeriemärkten und über das Internet.

**Deine Aufgabe heute:** Auch mit dem Theraband kannst du einiges falsch machen. Alle vier Übungen sollten daher ruhig und kontrolliert durchgeführt werden. Es kommt weniger auf die Kraft als auf die korrekte Haltung während des Trainings an. Bereits zu Beginn der Übung sollte das Band leicht gespannt sein. Durch kürzeres Fassen des Bandes kannst du die Spannung und die Anstrengung erhöhen. Wähle eine lockere Kleidung, die gute Bewegungsfreiheit erlaubt, und das entsprechende Band.

**Übung 1:** Stell dich mit dem linken Fuß auf das eine Ende des Bandes. Nimm das andere Ende in die rechte Hand und führe den Arm gegen den Widerstand vor dem Körper nach oben. Halte diese Position für etwa drei Sekunden. Senke anschließend deinen Arm bis auf Schulterhöhe ab. Dabei sollte das Band leicht gespannt bleiben. Führe aus dieser Position den Arm erneut nach oben. Führe fünf bis acht Sequenzen durch.

**Übung 2:** Stell dich gerade hin und führe deine Hände vor die Brust. Schlinge das Band so um deine Hände, dass bei leicht gespanntem Zustand ein Abstand von etwa 30 Zentimetern entsteht. Jetzt ziehst du das Band auseinander, bis deine beiden Arme gestreckt sind. Halte die Position für etwa drei Sekunden und führe deine Hände anschließend langsam wieder zusammen. Führe fünf bis acht Sequenzen durch.

**Übung 3:** Setze dich mit gestreckten Beinen auf den Boden und führe das Theraband um beide Füße herum. Deine Oberarme sind neben dem Körper, die Ellbogen 90 Grad gebeugt. Greife nun das Band so, dass es bereits etwas gespannt ist. Anschließend führst du deine Ellbogen leicht nach hinten, sodass sich deine Schulterblätter aufeinander zubewegen. Halte die Position etwa drei Sekunden lang. Führe fünf bis acht Sequenzen durch.

**Übung 4:** Stell dich mit beiden Füßen auf das Theraband. Schlinge die Enden des Bandes fest um deine Hände, sodass das Band bereits leicht vorgespannt ist. Ziehe deine Arme jetzt seitlich nach oben, bis sie sich etwa auf Schulterhöhe befinden. Halte die Position etwa drei Sekunden lang und lass deine Arme langsam absinken. Führe fünf bis acht Sequenzen durch.

**TIPP:** Um einen Trainingseffekt für deine Muskulatur zu erzielen, solltest du dreimal 30 Minuten pro Woche trainieren. Als vorbeugende Maßnahme gegen Verspannungen sind 10 bis 15 Minuten täglich optimal.

## Detox-Plus: Trinken heißt entgiften

Wenn du dich körperlich verausgabst, scheidest du über den Schweiß bis zu 2 Liter Flüssigkeit pro Stunde aus. Und jetzt frag dich mal, warum es nicht besonders gut riecht, wenn wir schwitzen. Alles klar? Genau! Es sind die giftigen Stoffwechselprodukte, die diesen schlechten Geruch verursachen. Und die wollen wir loswerden. Doch der Flüssigkeitsverlust muss möglichst schnell ausgeglichen werden. Sorge schon vor dem Training für ausreichend Flüssigkeit in Form von kohlensäurefreiem Mineralwasser.

**Tipp für Ausdauersportler:** Bei Einheiten von über 45 Minuten Länge solltest du den Flüssigkeitshaushalt zusätzlich mit Fruchtschorle (4 Teile Wasser plus 1 Teil Apfel- oder Traubensaft) ergänzen.

## Challenge 5: Die yogische Nasendusche

Jala Neti stammt aus dem Sankskrit (*Jala:* Wasser, *Neti:* Nase) und beschreibt eine bestimmte Technik der Nasenspülung. Freie Nasengänge sind für die Atmung bei Yogaübungen besonders wichtig, damit der Atem gleichmäßig fließen kann. Zur Technik: Mithilfe eines speziellen Gefäßes lässt du eine milde, körperwarme Kochsalzlösung in ein Nasenloch hinein- und aus dem anderen hinauslaufen. Die dafür erforderlichen Nasenspülkannen beinhalten in der Regel einen Dosierlöffel für das Salz und eine genaue Beschreibung der Vorgehensweise. Es gibt Ausführungen aus Glas, Keramik oder Kunststoff. Nasenspülkannen sind in Bioläden, Reformhäusern und Drogerien erhältlich oder über das Internet zu bestellen. Filme mit genauen Anleitungen findest du zum Beispiel bei YouTube.

**Deine Aufgabe heute:** Führe am Morgen nach dem Aufstehen die Jala-Neti-Übung über dem Waschbecken durch. Fülle die Spülkanne mit handwarmem Wasser, löse das Salz darin auf und beginne mit deinem linken Nasenloch. Beuge dazu deinen Oberkörper über das Waschbecken, strecke deinen Kopf vor und drehe ihn um etwa 90 Grad nach links. Öffne den Mund. Nimm die Kanne in die linke Hand, setze die Tülle am linken Nasenloch an und lass das warme Salzwasser langsam einfließen. Atme dabei ruhig durch den Mund weiter und genieße die warme Spülung deiner Nasengänge. Wechsele nach der halben Wassermenge die Seite. Anschließend gut ausschnauben.

## Challenge 6: Selbstmassage mit der Faszienrolle

Faszien sind feine Bindegewebsstrukturen, die unseren Körper wie eine Art Netz durchdringen und dabei gleichzeitig für Abgrenzung und Verbindung von Muskeln, Sehnen, Knorpeln und Fettdepots sorgen. Als viszerale Faszien bewirken diese Strukturen die Aufhängung und Einbettung der inneren Organe. Wo Faszien – zum Beispiel zwischen Muskelsträngen – für eine Abgrenzung von Geweben sorgen, kann es zu Verklebungen kommen, die zu Fehlhaltungen, Bewegungseinschränkungen und Schmerzen führen. Häufiger Auslöser dafür sind Bewegungsmangel oder einseitige Belastungen, wie sie an Computerarbeitsplätzen vorliegen. Haben sich chronische Verspannungen erst einmal gebildet, zum Beispiel im Schulter-, Nacken- oder Rückenbereich, wird durch die mangelnde Muskelaktivität auch der Lymphfluss eingeschränkt, was die Nährstoffversorgung und den Abtransport von Schadstoffen behindert. Hinzu kommt, dass unser Fasziengewebe aufgrund seines hohen Flüssigkeitsanteils besonders empfindlich auf eine Übersäuerung des Organismus reagiert. Die Folge: Es verhärtet sich und verliert seine Flexibilität.

**Deine Aufgabe heute:** Durch eine gezielte Druckausübung während des Workouts mit der Faszienrolle werden verklebte Faszien gelöst und die Durchblutung des Fasziengewebes angeregt. Mit dem Lymphfluss kommen die Nährstoffversorgung und der Abtransport schädlicher Stoffwechselprodukte wieder in Gang. Du kannst eine Fazienrolle im Sportfachgeschäft kaufen oder im Internet bestellen. Der Preis liegt bei etwa 20 Euro.

Führe die Übungen in bequemer Kleidung durch. Achte darauf, dass deine Muskulatur möglichst entspannt bleibt, damit der Druck sich bis in die tiefen Bindegewebsschichten fortsetzen kann. Der aufkommende Schmerzreiz ist normal, du kannst ihm durch tiefe Bauchatmung begegnen. Dosiere die Belastung so, dass der Schmerz keine neuen Verspannungen auslöst. Führe jeweils fünf bis sieben Wiederholungen durch.

**Übung 1:** Du sitzt mit ausgestreckten Beinen auf dem Boden. Die Rolle befindet sich unterhalb der rechten Wade, das linke Bein ist aufgestellt. Stütze dich nun mit beiden Händen ab, sodass dein Po vom Boden abhebt. Schiebe deinen Körper langsam vor und zurück, sodass die Rolle die gesamte rechte Wade entlangfährt, von der Kniekehle bis zum oberen Teil der Achillessehne. Wechsele anschließend zum linken Bein.

**Übung 2:** Wähle die gleiche Grundposition. Nun positionierst du die Rolle unterhalb des rechten Oberschenkels. Das linke Bein ist aufgestellt. Rolle nun langsam so weit wie möglich vom Gesäß bis zur Kniekehle auf und ab. Denk daran, die Muskeln möglichst entspannt zu lassen. Anschließend kommt der linke Oberschenkel dran.

**Übung 3:** Lege dich auf die rechte Seite und schiebe die Rolle unter deinen unteren rechten Oberschenkel, kurz oberhalb des Knies. Das rechte Bein ist gestreckt. Stütze dich mit dem rechten Ellenbogen und dem angewinkelten linken Bein auf dem Boden ab. Rolle nun von unterhalb der Hüfte bis kurz oberhalb des Knies hin und her. Wechsle anschließend die Position für den linken Oberschenkel.

**Übung 4:** Lege dich auf den Bauch und stütze dich mit den Ellenbogen in Höhe der Schultergelenke ab, sodass dein Oberkörper vom Boden abhebt. Die Beine sind gestreckt, die Rolle befindet sich unter deinem rechten Oberschenkel, mit dem linken Bein hältst du die Balance. Rolle jetzt langsam von der Leiste bis kurz oberhalb des Knies vor und zurück. Anschließend kommt der linke Oberschenkel dran.

## Joker-Day: Heute ist alles erlaubt

Jeden Tag eine Übung – das kommt dir vielleicht ein bisschen anstrengend vor. Und immer stehen die Gesundheit, das basische Leben und Entgiften im Vordergrund. Kein Problem: Hier ist dein Joker-Tag! Heute fällt deine Challenge aus. Genieße es, dass du nichts machen musst.

**Deine Aufgabe heute:** Spiele deinen Joker aus. Du darfst heute einem Wunsch oder einem Gelüst folgen, das im Laufe der letzten Tage aufgetaucht ist. Vielleicht ist es die Lust auf etwas Süßes wie einen Eisbecher oder eine Tafel Schokolade. Oder du hast schon seit Tagen Appetit auf eine Currywurst mit Pommes frites. Vielleicht ist es auch der Durst auf ein kühles Bier – mach es einfach! Die einzige Bedingung: Tu es bewusst! Was du auch wählst: Lass dir Zeit und genieße mit allen Sinnen.

# Yes you can!

# Dein persönliches Tagebuch der Veränderung

## DIE ERSTE WOCHE

Wie fühlst du dich heute, am ersten Tag deiner Stoffwechselkur? Nutze die Möglichkeiten, die dir die folgende Checkliste bietet. Den Ausgangszustand zu Beginn der Stoffwechselkur zu erfassen ist besonders wichtig. Denn du wirst sehen, dass sich schon nach wenigen Tagen erste Veränderungen einstellen. Durch das Tagebuch hast du die Möglichkeit, diesen Prozess genau zu beobachten. Als Zusammenfassung kannst du bei einigen Fragen Schulnoten vergeben. Die Note 1 steht dabei wie gewohnt für sehr gut beziehungsweise hervorragend, 6 hingegen für sehr schlecht beziehungsweise ungenügend.

## Tag 1: Wie fühlst du dich heute?

1. **Mein Körpergewicht in Kilogramm:** _______ kg
2. **Mein Blutdruck:** _______ mmHg zu _______ mmHg
3. **Meine Schlafqualität**
   Gut eingeschlafen? ja/nein: _______
   In der Nacht aufgewacht und wach gelegen? ja/nein: _______
   Früh morgens aufgewacht und wach gelegen? ja/nein: _______
   Fühlst du dich am Morgen gut ausgeruht und fit für den Tag? ja/nein: _______
   Sonstige Beobachtungen:
   ___________________________________________
   **Gesamtnote Schlafqualität:** **Note:** _______
4. **Meine Fitness**
   Ich fühle mich körperlich fit. ja/nein: _______
   Ich fühle mich mental fit. ja/nein: _______
   **Gesamtnote Fitness:** **Note:** _______
5. **Meine Stimmung**
   Ich fühle mich entspannt. ja/nein: _______
   Ich habe gute Laune. ja/nein: _______
   Ich spüre Tatendrang und Schaffensfreude. ja/nein: _______
   Sonstige Beobachtungen:
   ___________________________________________
   **Gesamtnote Fitness:** **Note:** _______
6. **Meine Verdauung**
   Stuhlgang regelmäßig? ja/nein: _______
   Konsistenz nicht zu fest, nicht zu weich? ja/nein: _______
   Blähungen, Magendruck oder Sodbrennen? ja/nein: _______
   Sonstige Beschwerden:
   ___________________________________________
7. **Weitere Beobachtungen:**
   ___________________________________________
   ___________________________________________

## Tag 2: Wie fühlst du dich heute?

1. **Mein Körpergewicht in Kilogramm:** ______ kg
2. **Mein Blutdruck:** ______ mmHg zu ______ mmHg
3. **Meine Schlafqualität**
   Gut eingeschlafen? ja/nein: ______
   In der Nacht aufgewacht und wach gelegen? ja/nein: ______
   Früh morgens aufgewacht und wach gelegen? ja/nein: ______
   Fühlst du dich am Morgen gut ausgeruht und fit für den Tag? ja/nein: ______
   Sonstige Beobachtungen:
   ______________________________
   **Gesamtnote Schlafqualität:** **Note:** ______
4. **Meine Fitness**
   Ich fühle mich körperlich fit. ja/nein: ______
   Ich fühle mich mental fit. ja/nein: ______
   **Gesamtnote Fitness:** **Note:** ______
5. **Meine Stimmung**
   Ich fühle mich entspannt. ja/nein: ______
   Ich habe gute Laune. ja/nein: ______
   Ich spüre Tatendrang und Schaffensfreude. ja/nein: ______
   Sonstige Beobachtungen:
   ______________________________
   **Gesamtnote Fitness:** **Note:** ______
6. **Meine Verdauung**
   Stuhlgang regelmäßig? ja/nein: ______
   Konsistenz nicht zu fest, nicht zu weich? ja/nein: ______
   Blähungen, Magendruck oder Sodbrennen? ja/nein: ______
   Sonstige Beschwerden:
   ______________________________
7. **Weitere Beobachtungen:**
   ______________________________
   ______________________________

## Tag 3: Wie fühlst du dich heute?

1. **Mein Körpergewicht in Kilogramm:** ______ kg
2. **Mein Blutdruck:** ______ mmHg zu ______ mmHg
3. **Meine Schlafqualität**
   Gut eingeschlafen? ja/nein: ______
   In der Nacht aufgewacht und wach gelegen? ja/nein: ______
   Früh morgens aufgewacht und wach gelegen? ja/nein: ______
   Fühlst du dich am Morgen gut ausgeruht und fit für den Tag? ja/nein: ______
   Sonstige Beobachtungen:
   ______________________________

   **Gesamtnote Schlafqualität:** **Note:** ______
4. **Meine Fitness**
   Ich fühle mich körperlich fit. ja/nein: ______
   Ich fühle mich mental fit. ja/nein: ______
   **Gesamtnote Fitness:** **Note:** ______
5. **Meine Stimmung**
   Ich fühle mich entspannt. ja/nein: ______
   Ich habe gute Laune. ja/nein: ______
   Ich spüre Tatendrang und Schaffensfreude. ja/nein: ______
   Sonstige Beobachtungen:
   ______________________________

   **Gesamtnote Fitness:** **Note:** ______
6. **Meine Verdauung**
   Stuhlgang regelmäßig? ja/nein: ______
   Konsistenz nicht zu fest, nicht zu weich? ja/nein: ______
   Blähungen, Magendruck oder Sodbrennen? ja/nein: ______
   Sonstige Beschwerden:
   ______________________________
7. **Weitere Beobachtungen:**
   ______________________________
   ______________________________

## Tag 4: Wie fühlst du dich heute?

1. **Mein Körpergewicht in Kilogramm:** ______ kg
2. **Mein Blutdruck:** ______ mmHg zu ______ mmHg
3. **Meine Schlafqualität**
   Gut eingeschlafen? ja/nein: ______
   In der Nacht aufgewacht und wach gelegen? ja/nein: ______
   Früh morgens aufgewacht und wach gelegen? ja/nein: ______
   Fühlst du dich am Morgen gut ausgeruht und fit für den Tag? ja/nein: ______
   Sonstige Beobachtungen:
   ______________________________
   **Gesamtnote Schlafqualität:** **Note:** ______
4. **Meine Fitness**
   Ich fühle mich körperlich fit. ja/nein: ______
   Ich fühle mich mental fit. ja/nein: ______
   **Gesamtnote Fitness:** **Note:** ______
5. **Meine Stimmung**
   Ich fühle mich entspannt. ja/nein: ______
   Ich habe gute Laune. ja/nein: ______
   Ich spüre Tatendrang und Schaffensfreude. ja/nein: ______
   Sonstige Beobachtungen:
   ______________________________
   **Gesamtnote Fitness:** **Note:** ______
6. **Meine Verdauung**
   Stuhlgang regelmäßig? ja/nein: ______
   Konsistenz nicht zu fest, nicht zu weich? ja/nein: ______
   Blähungen, Magendruck oder Sodbrennen? ja/nein: ______
   Sonstige Beschwerden:
   ______________________________
7. **Weitere Beobachtungen:**
   ______________________________
   ______________________________

## Tag 5: Wie fühlst du dich heute?

1. **Mein Körpergewicht in Kilogramm:** _______ kg
2. **Mein Blutdruck:** _______ mmHg zu _______ mmHg
3. **Meine Schlafqualität**
   Gut eingeschlafen? ja/nein: _______
   In der Nacht aufgewacht und wach gelegen? ja/nein: _______
   Früh morgens aufgewacht und wach gelegen? ja/nein: _______
   Fühlst du dich am Morgen gut ausgeruht und fit für den Tag? ja/nein: _______
   Sonstige Beobachtungen:
   ______________________________________________
   **Gesamtnote Schlafqualität:** **Note:** ______
4. **Meine Fitness**
   Ich fühle mich körperlich fit. ja/nein: _______
   Ich fühle mich mental fit. ja/nein: _______
   **Gesamtnote Fitness:** **Note:** _______
5. **Meine Stimmung**
   Ich fühle mich entspannt. ja/nein: _______
   Ich habe gute Laune. ja/nein: _______
   Ich spüre Tatendrang und Schaffensfreude. ja/nein: _______
   Sonstige Beobachtungen:
   ______________________________________________
   **Gesamtnote Fitness:** **Note:** ______
6. **Meine Verdauung**
   Stuhlgang regelmäßig? ja/nein: _______
   Konsistenz nicht zu fest, nicht zu weich? ja/nein: _______
   Blähungen, Magendruck oder Sodbrennen? ja/nein: _______
   Sonstige Beschwerden:
   ______________________________________________
7. **Weitere Beobachtungen:**
   ______________________________________________
   ______________________________________________

## Tag 6: Wie fühlst du dich heute?

1. **Mein Körpergewicht in Kilogramm:** ______ kg
2. **Mein Blutdruck:** ______ mmHg zu ______ mmHg
3. **Meine Schlafqualität**
   Gut eingeschlafen? ja/nein: ______
   In der Nacht aufgewacht und wach gelegen? ja/nein: ______
   Früh morgens aufgewacht und wach gelegen? ja/nein: ______
   Fühlst du dich am Morgen gut ausgeruht und fit für den Tag? ja/nein: ______
   Sonstige Beobachtungen:
   ______________________________________________
   **Gesamtnote Schlafqualität:** **Note:** ______
4. **Meine Fitness**
   Ich fühle mich körperlich fit. ja/nein: ______
   Ich fühle mich mental fit. ja/nein: ______
   **Gesamtnote Fitness:** **Note:** ______
5. **Meine Stimmung**
   Ich fühle mich entspannt. ja/nein: ______
   Ich habe gute Laune. ja/nein: ______
   Ich spüre Tatendrang und Schaffensfreude. ja/nein: ______
   Sonstige Beobachtungen:
   ______________________________________________
   **Gesamtnote Fitness:** **Note:** ______
6. **Meine Verdauung**
   Stuhlgang regelmäßig? ja/nein: ______
   Konsistenz nicht zu fest, nicht zu weich? ja/nein: ______
   Blähungen, Magendruck oder Sodbrennen? ja/nein: ______
   Sonstige Beschwerden:
   ______________________________________________
7. **Weitere Beobachtungen:**
   ______________________________________________
   ______________________________________________

## Tag 7: Wie fühlst du dich heute?

1. **Mein Körpergewicht in Kilogramm:** ______ kg
2. **Mein Blutdruck:** ______ mmHg zu ______ mmHg
3. **Meine Schlafqualität**
   Gut eingeschlafen? ja/nein: ______
   In der Nacht aufgewacht und wach gelegen? ja/nein: ______
   Früh morgens aufgewacht und wach gelegen? ja/nein: ______
   Fühlst du dich am Morgen gut ausgeruht und fit für den Tag? ja/nein: ______
   Sonstige Beobachtungen:
   ______________________________________________
   **Gesamtnote Schlafqualität:** **Note:** ______
4. **Meine Fitness**
   Ich fühle mich körperlich fit. ja/nein: ______
   Ich fühle mich mental fit. ja/nein: ______
   **Gesamtnote Fitness:** **Note:** ______
5. **Meine Stimmung**
   Ich fühle mich entspannt. ja/nein: ______
   Ich habe gute Laune. ja/nein: ______
   Ich spüre Tatendrang und Schaffensfreude. ja/nein: ______
   Sonstige Beobachtungen:
   ______________________________________________
   **Gesamtnote Fitness:** **Note:** ______
6. **Meine Verdauung**
   Stuhlgang regelmäßig? ja/nein: ______
   Konsistenz nicht zu fest, nicht zu weich? ja/nein: ______
   Blähungen, Magendruck oder Sodbrennen? ja/nein: ______
   Sonstige Beschwerden:
   ______________________________________________
7. **Weitere Beobachtungen:**
   ______________________________________________
   ______________________________________________

## DIE ZWEITE WOCHE

Die Vorbereitungswoche liegt nun hinter dir und die Fastenwoche beginnt. Die Entgiftung und Entsäuerung deines Stoffwechsels ist bereits in vollem Gange. Viele Menschen nehmen in dieser Phase – meist positive – Veränderungen ihrer Haut und ihrer Haare wahr. Auch die Energie beginnt jetzt besser zu fließen und das Wohlbefinden und die Schlafqualität nehmen von Tag zu Tag zu. Häufig ist eine Gewichtsabnahme zu registrieren. Versuche deine ganz persönlichen Veränderungen wahrzunehmen und erfasse sie in den kommenden Tagen mithilfe des Tagebuchs.

## Tag 8: Wie fühlst du dich heute?

1. **Mein Körpergewicht in Kilogramm:** ______ kg
2. **Mein Blutdruck:** ______ mmHg zu ______ mmHg
3. **Meine Schlafqualität**
   Gut eingeschlafen? ja/nein: ______
   In der Nacht aufgewacht und wach gelegen? ja/nein: ______
   Früh morgens aufgewacht und wach gelegen? ja/nein: ______
   Fühlst du dich am Morgen gut ausgeruht und fit für den Tag? ja/nein: ______
   Sonstige Beobachtungen:
   ______________________________

   **Gesamtnote Schlafqualität:** **Note:** ______
4. **Meine Fitness**
   Ich fühle mich körperlich fit. ja/nein: ______
   Ich fühle mich mental fit. ja/nein: ______
   **Gesamtnote Fitness:** **Note:** ______
5. **Meine Stimmung**
   Ich fühle mich entspannt. ja/nein: ______
   Ich habe gute Laune. ja/nein: ______
   Ich spüre Tatendrang und Schaffensfreude. ja/nein: ______
   Sonstige Beobachtungen:
   ______________________________

   **Gesamtnote Fitness:** **Note:** ______
6. **Meine Verdauung**
   Stuhlgang regelmäßig? ja/nein: ______
   Konsistenz nicht zu fest, nicht zu weich? ja/nein: ______
   Blähungen, Magendruck oder Sodbrennen? ja/nein: ______
   Sonstige Beschwerden:
   ______________________________
7. **Weitere Beobachtungen:**
   ______________________________
   ______________________________

## Tag 9: Wie fühlst du dich heute?

1. **Mein Körpergewicht in Kilogramm:** ______ kg
2. **Mein Blutdruck:** ______ mmHg zu ______ mmHg
3. **Meine Schlafqualität**
   Gut eingeschlafen? ja/nein: ______
   In der Nacht aufgewacht und wach gelegen? ja/nein: ______
   Früh morgens aufgewacht und wach gelegen? ja/nein: ______
   Fühlst du dich am Morgen gut ausgeruht und fit für den Tag? ja/nein: ______
   Sonstige Beobachtungen:
   ______________________________
   **Gesamtnote Schlafqualität:** **Note:** ______
4. **Meine Fitness**
   Ich fühle mich körperlich fit. ja/nein: ______
   Ich fühle mich mental fit. ja/nein: ______
   **Gesamtnote Fitness:** **Note:** ______
5. **Meine Stimmung**
   Ich fühle mich entspannt. ja/nein: ______
   Ich habe gute Laune. ja/nein: ______
   Ich spüre Tatendrang und Schaffensfreude. ja/nein: ______
   Sonstige Beobachtungen:
   ______________________________
   **Gesamtnote Fitness:** **Note:** ______
6. **Meine Verdauung**
   Stuhlgang regelmäßig? ja/nein: ______
   Konsistenz nicht zu fest, nicht zu weich? ja/nein: ______
   Blähungen, Magendruck oder Sodbrennen? ja/nein: ______
   Sonstige Beschwerden:
   ______________________________
7. **Weitere Beobachtungen:**
   ______________________________
   ______________________________

## Tag 10: Wie fühlst du dich heute?

1. **Mein Körpergewicht in Kilogramm:** _______ kg
2. **Mein Blutdruck:** _______ mmHg zu _______ mmHg
3. **Meine Schlafqualität**

   Gut eingeschlafen? ja/nein: _______

   In der Nacht aufgewacht und wach gelegen? ja/nein: _______

   Früh morgens aufgewacht und wach gelegen? ja/nein: _______

   Fühlst du dich am Morgen gut ausgeruht und fit für den Tag? ja/nein: _______

   Sonstige Beobachtungen:

   ___________________________________________

   **Gesamtnote Schlafqualität:** **Note:** _______
4. **Meine Fitness**

   Ich fühle mich körperlich fit. ja/nein: _______

   Ich fühle mich mental fit. ja/nein: _______

   **Gesamtnote Fitness:** **Note:** _______
5. **Meine Stimmung**

   Ich fühle mich entspannt. ja/nein: _______

   Ich habe gute Laune. ja/nein: _______

   Ich spüre Tatendrang und Schaffensfreude. ja/nein: _______

   Sonstige Beobachtungen:

   ___________________________________________

   **Gesamtnote Fitness:** **Note:** _______
6. **Meine Verdauung**

   Stuhlgang regelmäßig? ja/nein: _______

   Konsistenz nicht zu fest, nicht zu weich? ja/nein: _______

   Blähungen, Magendruck oder Sodbrennen? ja/nein: _______

   Sonstige Beschwerden:

   ___________________________________________
7. **Weitere Beobachtungen:**

   ___________________________________________

   ___________________________________________

## Tag 11: Wie fühlst du dich heute?

1. **Mein Körpergewicht in Kilogramm:** _______ kg
2. **Mein Blutdruck:** _______ mmHg zu _______ mmHg
3. **Meine Schlafqualität**
   Gut eingeschlafen? ja/nein: _______
   In der Nacht aufgewacht und wach gelegen? ja/nein: _______
   Früh morgens aufgewacht und wach gelegen? ja/nein: _______
   Fühlst du dich am Morgen gut ausgeruht und fit für den Tag? ja/nein: _______
   Sonstige Beobachtungen:
   ________________________________________

   **Gesamtnote Schlafqualität:** **Note:** _______
4. **Meine Fitness**
   Ich fühle mich körperlich fit. ja/nein: _______
   Ich fühle mich mental fit. ja/nein: _______
   **Gesamtnote Fitness:** **Note:** _______
5. **Meine Stimmung**
   Ich fühle mich entspannt. ja/nein: _______
   Ich habe gute Laune. ja/nein: _______
   Ich spüre Tatendrang und Schaffensfreude. ja/nein: _______
   Sonstige Beobachtungen:
   ________________________________________

   **Gesamtnote Fitness:** **Note:** _______
6. **Meine Verdauung**
   Stuhlgang regelmäßig? ja/nein: _______
   Konsistenz nicht zu fest, nicht zu weich? ja/nein: _______
   Blähungen, Magendruck oder Sodbrennen? ja/nein: _______
   Sonstige Beschwerden:
   ________________________________________
7. **Weitere Beobachtungen:**
   ________________________________________
   ________________________________________

## Tag 12: Wie fühlst du dich heute?

1. **Mein Körpergewicht in Kilogramm:** ______ kg
2. **Mein Blutdruck:** ______ mmHg zu ______ mmHg
3. **Meine Schlafqualität**
   Gut eingeschlafen? ja/nein: ______
   In der Nacht aufgewacht und wach gelegen? ja/nein: ______
   Früh morgens aufgewacht und wach gelegen? ja/nein: ______
   Fühlst du dich am Morgen gut ausgeruht und fit für den Tag? ja/nein: ______
   Sonstige Beobachtungen:
   ____________________________________________

   **Gesamtnote Schlafqualität:** **Note:** ______
4. **Meine Fitness**
   Ich fühle mich körperlich fit. ja/nein: ______
   Ich fühle mich mental fit. ja/nein: ______
   **Gesamtnote Fitness:** **Note:** ______
5. **Meine Stimmung**
   Ich fühle mich entspannt. ja/nein: ______
   Ich habe gute Laune. ja/nein: ______
   Ich spüre Tatendrang und Schaffensfreude. ja/nein: ______
   Sonstige Beobachtungen:
   ____________________________________________

   **Gesamtnote Fitness:** **Note:** ______
6. **Meine Verdauung**
   Stuhlgang regelmäßig? ja/nein: ______
   Konsistenz nicht zu fest, nicht zu weich? ja/nein: ______
   Blähungen, Magendruck oder Sodbrennen? ja/nein: ______
   Sonstige Beschwerden:
   ____________________________________________
7. **Weitere Beobachtungen:**
   ____________________________________________
   ____________________________________________

## Tag 13: Wie fühlst du dich heute?

1. **Mein Körpergewicht in Kilogramm:** ______ kg
2. **Mein Blutdruck:** ______ mmHg zu ______ mmHg
3. **Meine Schlafqualität**
   Gut eingeschlafen? ja/nein: ______
   In der Nacht aufgewacht und wach gelegen? ja/nein: ______
   Früh morgens aufgewacht und wach gelegen? ja/nein: ______
   Fühlst du dich am Morgen gut ausgeruht und fit für den Tag? ja/nein: ______
   Sonstige Beobachtungen:
   ______________________________
   **Gesamtnote Schlafqualität:** **Note:** ______
4. **Meine Fitness**
   Ich fühle mich körperlich fit. ja/nein: ______
   Ich fühle mich mental fit. ja/nein: ______
   **Gesamtnote Fitness:** **Note:** ______
5. **Meine Stimmung**
   Ich fühle mich entspannt. ja/nein: ______
   Ich habe gute Laune. ja/nein: ______
   Ich spüre Tatendrang und Schaffensfreude. ja/nein: ______
   Sonstige Beobachtungen:
   ______________________________
   **Gesamtnote Fitness:** **Note:** ______
6. **Meine Verdauung**
   Stuhlgang regelmäßig? ja/nein: ______
   Konsistenz nicht zu fest, nicht zu weich? ja/nein: ______
   Blähungen, Magendruck oder Sodbrennen? ja/nein: ______
   Sonstige Beschwerden:
   ______________________________
7. **Weitere Beobachtungen:**
   ______________________________
   ______________________________

## Tag 14: Wie fühlst du dich heute?

1. **Mein Körpergewicht in Kilogramm:** ______ kg
2. **Mein Blutdruck:** ______ mmHg zu ______ mmHg
3. **Meine Schlafqualität**
   Gut eingeschlafen? ja/nein: ______
   In der Nacht aufgewacht und wach gelegen? ja/nein: ______
   Früh morgens aufgewacht und wach gelegen? ja/nein: ______
   Fühlst du dich am Morgen gut ausgeruht und fit für den Tag? ja/nein: ______
   Sonstige Beobachtungen:
   ______________________________
   **Gesamtnote Schlafqualität:** **Note:** ______
4. **Meine Fitness**
   Ich fühle mich körperlich fit. ja/nein: ______
   Ich fühle mich mental fit. ja/nein: ______
   **Gesamtnote Fitness:** **Note:** ______
5. **Meine Stimmung**
   Ich fühle mich entspannt. ja/nein: ______
   Ich habe gute Laune. ja/nein: ______
   Ich spüre Tatendrang und Schaffensfreude. ja/nein: ______
   Sonstige Beobachtungen:
   ______________________________
   **Gesamtnote Fitness:** **Note:** ______
6. **Meine Verdauung**
   Stuhlgang regelmäßig? ja/nein: ______
   Konsistenz nicht zu fest, nicht zu weich? ja/nein: ______
   Blähungen, Magendruck oder Sodbrennen? ja/nein: ______
   Sonstige Beschwerden:
   ______________________________
7. **Weitere Beobachtungen:**
   ______________________________
   ______________________________

# DIE DRITTE WOCHE

Heute beginnt bereits die letzte Woche deiner Stoffwechselkur: die Aufbauwoche! Nun geht es darum, den Übergang zu einer dauerhaft gesunden, basischen Ernährung zu schaffen. Lenke dein Augenmerk noch einmal gezielt auf die positiven Veränderungen, die sich in den letzten zwei Wochen eingestellt haben: Wie hat sich deine Verdauung verändert? Hast du abgenommen, und wenn ja, wie viele Kilo bist du losgeworden? Wie haben sich deine Stimmung und deine Fitness verändert? Je bewusster du diese positiven Effekte wahrnimmst, desto leichter wird es dir fallen, die basische Ernährung und Lebensweise in deinen Alltag zu übernehmen.

## Tag 15: Wie fühlst du dich heute?

1. **Mein Körpergewicht in Kilogramm:** ________ kg
2. **Mein Blutdruck:** ________ mmHg zu ________ mmHg
3. **Meine Schlafqualität**
   Gut eingeschlafen? ja/nein: ________
   In der Nacht aufgewacht und wach gelegen? ja/nein: ________
   Früh morgens aufgewacht und wach gelegen? ja/nein: ________
   Fühlst du dich am Morgen gut ausgeruht und fit für den Tag? ja/nein: ________
   Sonstige Beobachtungen:
   ________________________________________

   **Gesamtnote Schlafqualität:** **Note:** ________
4. **Meine Fitness**
   Ich fühle mich körperlich fit. ja/nein: ________
   Ich fühle mich mental fit. ja/nein: ________
   **Gesamtnote Fitness:** **Note:** ________
5. **Meine Stimmung**
   Ich fühle mich entspannt. ja/nein: ________
   Ich habe gute Laune. ja/nein: ________
   Ich spüre Tatendrang und Schaffensfreude. ja/nein: ________
   Sonstige Beobachtungen:
   ________________________________________

   **Gesamtnote Fitness:** **Note:** ________
6. **Meine Verdauung**
   Stuhlgang regelmäßig? ja/nein: ________
   Konsistenz nicht zu fest, nicht zu weich? ja/nein: ________
   Blähungen, Magendruck oder Sodbrennen? ja/nein: ________
   Sonstige Beschwerden:
   ________________________________________
7. **Weitere Beobachtungen:**
   ________________________________________
   ________________________________________

## Tag 16: Wie fühlst du dich heute?

1. **Mein Körpergewicht in Kilogramm:** ________ kg
2. **Mein Blutdruck:** ________ mmHg zu ________ mmHg
3. **Meine Schlafqualität**

   Gut eingeschlafen? ja/nein: ________

   In der Nacht aufgewacht und wach gelegen? ja/nein: ________

   Früh morgens aufgewacht und wach gelegen? ja/nein: ________

   Fühlst du dich am Morgen gut ausgeruht und fit für den Tag? ja/nein: ________

   Sonstige Beobachtungen:

   ________________________________________

   **Gesamtnote Schlafqualität:** **Note:** ________
4. **Meine Fitness**

   Ich fühle mich körperlich fit. ja/nein: ________

   Ich fühle mich mental fit. ja/nein: ________

   **Gesamtnote Fitness:** **Note:** ________
5. **Meine Stimmung**

   Ich fühle mich entspannt. ja/nein: ________

   Ich habe gute Laune. ja/nein: ________

   Ich spüre Tatendrang und Schaffensfreude. ja/nein: ________

   Sonstige Beobachtungen:

   ________________________________________

   **Gesamtnote Fitness:** **Note:** ________
6. **Meine Verdauung**

   Stuhlgang regelmäßig? ja/nein: ________

   Konsistenz nicht zu fest, nicht zu weich? ja/nein: ________

   Blähungen, Magendruck oder Sodbrennen? ja/nein: ________

   Sonstige Beschwerden:

   ________________________________________
7. **Weitere Beobachtungen:**

   ________________________________________

   ________________________________________

## Tag 17: Wie fühlst du dich heute?

1. **Mein Körpergewicht in Kilogramm:** ______ kg
2. **Mein Blutdruck:** ______ mmHg zu ______ mmHg
3. **Meine Schlafqualität**
   Gut eingeschlafen? ja/nein: ______
   In der Nacht aufgewacht und wach gelegen? ja/nein: ______
   Früh morgens aufgewacht und wach gelegen? ja/nein: ______
   Fühlst du dich am Morgen gut ausgeruht und fit für den Tag? ja/nein: ______
   Sonstige Beobachtungen:
   ______________________________

   **Gesamtnote Schlafqualität:** **Note:** ______
4. **Meine Fitness**
   Ich fühle mich körperlich fit. ja/nein: ______
   Ich fühle mich mental fit. ja/nein: ______
   **Gesamtnote Fitness:** **Note:** ______
5. **Meine Stimmung**
   Ich fühle mich entspannt. ja/nein: ______
   Ich habe gute Laune. ja/nein: ______
   Ich spüre Tatendrang und Schaffensfreude. ja/nein: ______
   Sonstige Beobachtungen:
   ______________________________

   **Gesamtnote Fitness:** **Note:** ______
6. **Meine Verdauung**
   Stuhlgang regelmäßig? ja/nein: ______
   Konsistenz nicht zu fest, nicht zu weich? ja/nein: ______
   Blähungen, Magendruck oder Sodbrennen? ja/nein: ______
   Sonstige Beschwerden:
   ______________________________
7. **Weitere Beobachtungen:**
   ______________________________
   ______________________________

## Tag 18: Wie fühlst du dich heute?

1. **Mein Körpergewicht in Kilogramm:** ________ kg
2. **Mein Blutdruck:** ________ mmHg zu ________ mmHg
3. **Meine Schlafqualität**
   Gut eingeschlafen? ja/nein: ________
   In der Nacht aufgewacht und wach gelegen? ja/nein: ________
   Früh morgens aufgewacht und wach gelegen? ja/nein: ________
   Fühlst du dich am Morgen gut ausgeruht und fit für den Tag? ja/nein: ________
   Sonstige Beobachtungen:
   ________________________________________
   **Gesamtnote Schlafqualität:** **Note:** ________
4. **Meine Fitness**
   Ich fühle mich körperlich fit. ja/nein: ________
   Ich fühle mich mental fit. ja/nein: ________
   **Gesamtnote Fitness:** **Note:** ________
5. **Meine Stimmung**
   Ich fühle mich entspannt. ja/nein: ________
   Ich habe gute Laune. ja/nein: ________
   Ich spüre Tatendrang und Schaffensfreude. ja/nein: ________
   Sonstige Beobachtungen:
   ________________________________________
   **Gesamtnote Fitness:** **Note:** ________
6. **Meine Verdauung**
   Stuhlgang regelmäßig? ja/nein: ________
   Konsistenz nicht zu fest, nicht zu weich? ja/nein: ________
   Blähungen, Magendruck oder Sodbrennen? ja/nein: ________
   Sonstige Beschwerden:
   ________________________________________
7. **Weitere Beobachtungen:**
   ________________________________________
   ________________________________________

## Tag 19: Wie fühlst du dich heute?

1. **Mein Körpergewicht in Kilogramm:** _______ kg
2. **Mein Blutdruck:** _______ mmHg zu _______ mmHg
3. **Meine Schlafqualität**
   Gut eingeschlafen? ja/nein: _______
   In der Nacht aufgewacht und wach gelegen? ja/nein: _______
   Früh morgens aufgewacht und wach gelegen? ja/nein: _______
   Fühlst du dich am Morgen gut ausgeruht und fit für den Tag? ja/nein: _______
   Sonstige Beobachtungen:
   ________________________________________
   **Gesamtnote Schlafqualität:** **Note:** _______
4. **Meine Fitness**
   Ich fühle mich körperlich fit. ja/nein: _______
   Ich fühle mich mental fit. ja/nein: _______
   **Gesamtnote Fitness:** **Note:** _______
5. **Meine Stimmung**
   Ich fühle mich entspannt. ja/nein: _______
   Ich habe gute Laune. ja/nein: _______
   Ich spüre Tatendrang und Schaffensfreude. ja/nein: _______
   Sonstige Beobachtungen:
   ________________________________________
   **Gesamtnote Fitness:** **Note:** _______
6. **Meine Verdauung**
   Stuhlgang regelmäßig? ja/nein: _______
   Konsistenz nicht zu fest, nicht zu weich? ja/nein: _______
   Blähungen, Magendruck oder Sodbrennen? ja/nein: _______
   Sonstige Beschwerden:
   ________________________________________
7. **Weitere Beobachtungen:**
   ________________________________________
   ________________________________________

## Tag 20: Wie fühlst du dich heute?

1. **Mein Körpergewicht in Kilogramm:** ______ kg
2. **Mein Blutdruck:** ______ mmHg zu ______ mmHg
3. **Meine Schlafqualität**
   Gut eingeschlafen? ja/nein: ______
   In der Nacht aufgewacht und wach gelegen? ja/nein: ______
   Früh morgens aufgewacht und wach gelegen? ja/nein: ______
   Fühlst du dich am Morgen gut ausgeruht und fit für den Tag? ja/nein: ______
   Sonstige Beobachtungen:
   ______________________________

   **Gesamtnote Schlafqualität:** **Note:** ______
4. **Meine Fitness**
   Ich fühle mich körperlich fit. ja/nein: ______
   Ich fühle mich mental fit. ja/nein: ______
   **Gesamtnote Fitness:** **Note:** ______
5. **Meine Stimmung**
   Ich fühle mich entspannt. ja/nein: ______
   Ich habe gute Laune. ja/nein: ______
   Ich spüre Tatendrang und Schaffensfreude. ja/nein: ______
   Sonstige Beobachtungen:
   ______________________________

   **Gesamtnote Fitness:** **Note:** ______
6. **Meine Verdauung**
   Stuhlgang regelmäßig? ja/nein: ______
   Konsistenz nicht zu fest, nicht zu weich? ja/nein: ______
   Blähungen, Magendruck oder Sodbrennen? ja/nein: ______
   Sonstige Beschwerden:
   ______________________________
7. **Weitere Beobachtungen:**
   ______________________________
   ______________________________

## Tag 21: Wie fühlst du dich heute?

1. **Mein Körpergewicht in Kilogramm:** _______ kg
2. **Mein Blutdruck:** _______ mmHg zu _______ mmHg
3. **Meine Schlafqualität**
   Gut eingeschlafen? ja/nein: _______
   In der Nacht aufgewacht und wach gelegen? ja/nein: _______
   Früh morgens aufgewacht und wach gelegen? ja/nein: _______
   Fühlst du dich am Morgen gut ausgeruht und fit für den Tag? ja/nein: _______
   Sonstige Beobachtungen:
   ______________________________
   **Gesamtnote Schlafqualität:** **Note:** _______
4. **Meine Fitness**
   Ich fühle mich körperlich fit. ja/nein: _______
   Ich fühle mich mental fit. ja/nein: _______
   **Gesamtnote Fitness:** **Note:** _______
5. **Meine Stimmung**
   Ich fühle mich entspannt. ja/nein: _______
   Ich habe gute Laune. ja/nein: _______
   Ich spüre Tatendrang und Schaffensfreude. ja/nein: _______
   Sonstige Beobachtungen:
   ______________________________
   **Gesamtnote Fitness:** **Note:** _______
6. **Meine Verdauung**
   Stuhlgang regelmäßig? ja/nein: _______
   Konsistenz nicht zu fest, nicht zu weich? ja/nein: _______
   Blähungen, Magendruck oder Sodbrennen? ja/nein: _______
   Sonstige Beschwerden:
   ______________________________
7. **Weitere Beobachtungen:**
   ______________________________
   ______________________________

# BASICS FÜR EINE DAUERHAFTE BASISCHE ERNÄHRUNG

Nach drei Wochen Stoffwechselkur wirst du dich vielleicht fragen: Wie soll es jetzt weitergehen? Ganz einfach: Die wichtigsten Grundlagen zum Thema basische Ernährung hast du bereits erlernt und in die Tat umgesetzt. Natürlich darf es ab sofort von allem etwas mehr sein, denn auch die Aufbauwoche ist mit 1000 kcal deutlich unter dem durchschnittlichen Tagesbedarf konzipiert. Für ein dauerhaft basisches Leben ist es jedoch wichtig, diesen Stil und die grundsätzlichen Dinge beizubehalten, also auf der einen Seite die Grundlagen der basischen Ernährung zu berücksichtigen und auf der anderen Seite Elemente eines basischen Lebensstils in den Alltag zu integrieren.

**Für die Ernährung gilt:** Etwa 80 Prozent der Lebensmittel sollten basisch und 20 Prozent dürfen säurebildend sein. Gelingt es dir – zumindest meistens –, dieses Verhältnis einzuhalten, wird sich dein Säure-Basen-Haushalt in Balance befinden.

**Für den Lebensstil gilt:** Finde ein gutes Gleichgewicht zwischen beruflichen oder privaten Belastungen und der nötigen Entspannung und Freizeitaktivitäten. Gewinnen Stress und Hektik die Überhand, droht dein Lebensstil in den »sauren« Bereich abzugleiten.

**Ein Entlastungstag pro Woche:** Eine gute Möglichkeit, an deine Stoffwechselkur anzuknüpfen, besteht darin, dir pro Woche einen Entlastungstag zu gönnen. Stelle dir dazu einfach einen Ernährungs- und Aktivitätenplan aus den drei zurückliegenden Wochen zusammen. Vielleicht hast du während dieser Zeit ein paar Lieblingsrezepte entdeckt, die du dann an diesem Tag zubereiten möchtest. Das Gleiche gilt für die Challenges: Such dir etwas raus, von dem du besonders profitiert hast oder was dir besonders viel Spaß gemacht hat. Durch deinen regelmäßigen Entlastungstag bleibst du in Übung und dein Körper kann sich prima regenerieren. Wenn einmal pro Woche für dich nicht machbar ist, versuche wenigstens, einmal pro Monat einen Entlastungstag einzuplanen.

## Basische Zubereitungsformen

Basisch kochen ist nicht nur eine Frage der Zutaten. Es kommt auch auf die Technik an. In der folgenden Tabelle findest du typisch basische und typisch »saure« Zubereitungstechniken. Auch hier gilt: Etwa 80 Prozent deiner Nahrung sollten basisch zubereitet sein, etwa 20 Prozent sauer.

### Basische Zubereitungstechniken

- Dünsten
- Kochen mit kurzen Garzeiten
- Milchsauer vergären lassen
- Raspeln
- Reiben
- Roh essen
- Quellen lassen (zum Beispiel Getreidebrei)

### Saure Zubereitungstechniken

- Braten
- Frittieren
- Grillen
- Mit Alkohol marinieren
- Räuchern

# DIAGRAMME

## Gewicht und Blutdruck

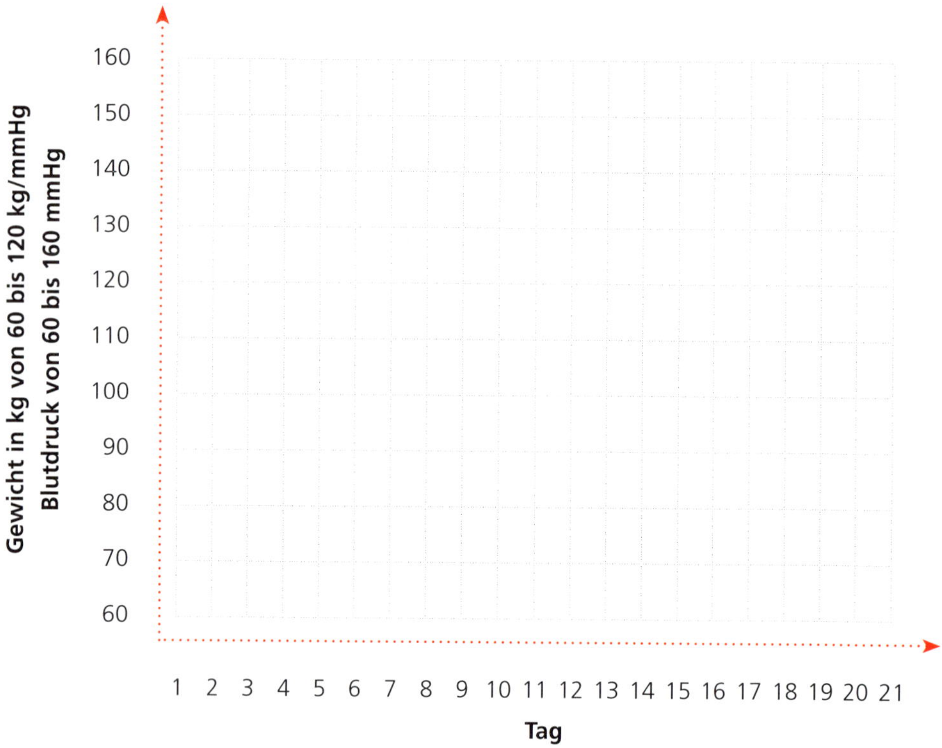


In dieses Diagramm kannst du dein Gewicht und deine Blutdruckwerte eintragen, um die Veränderungen während der Stoffwechselkur zu dokumentieren. Verwende zur besseren Orientierung verschiedenfarbige Stifte für Gewicht und Blutdruck.

## Schlafqualität und Fitness

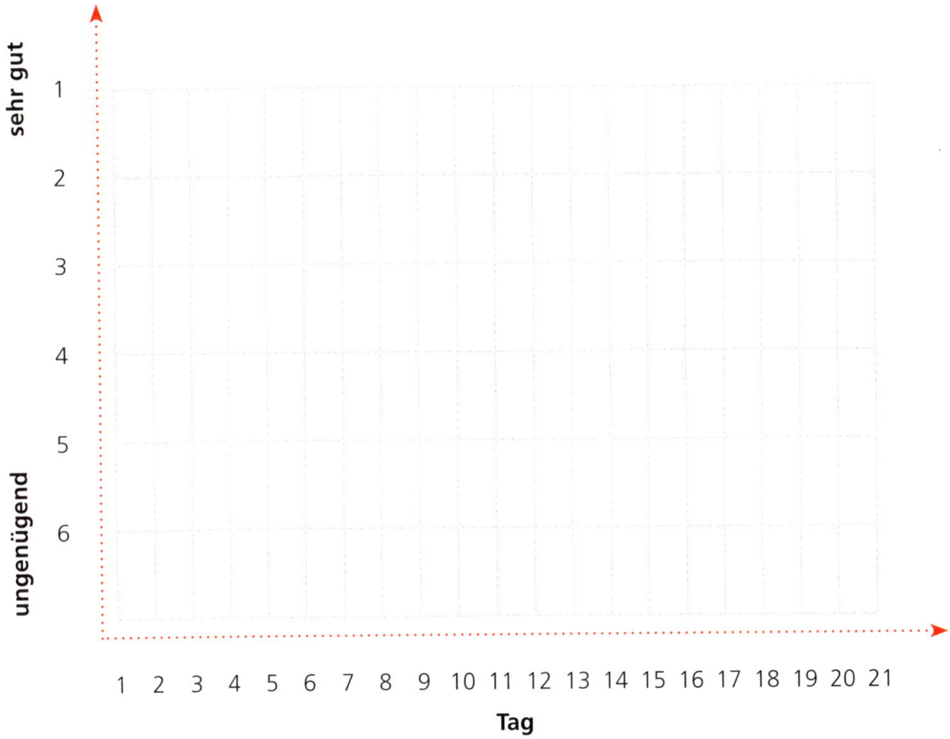


In dieses Diagramm kannst du die Werte für deine Schlafqualität und deine Fitness eintragen, um die Veränderungen während der Stoffwechselkur zu dokumentieren. Verwende zur besseren Orientierung verschiedenfarbige Stifte für die beiden Parameter.

## Stimmung und Verdauung

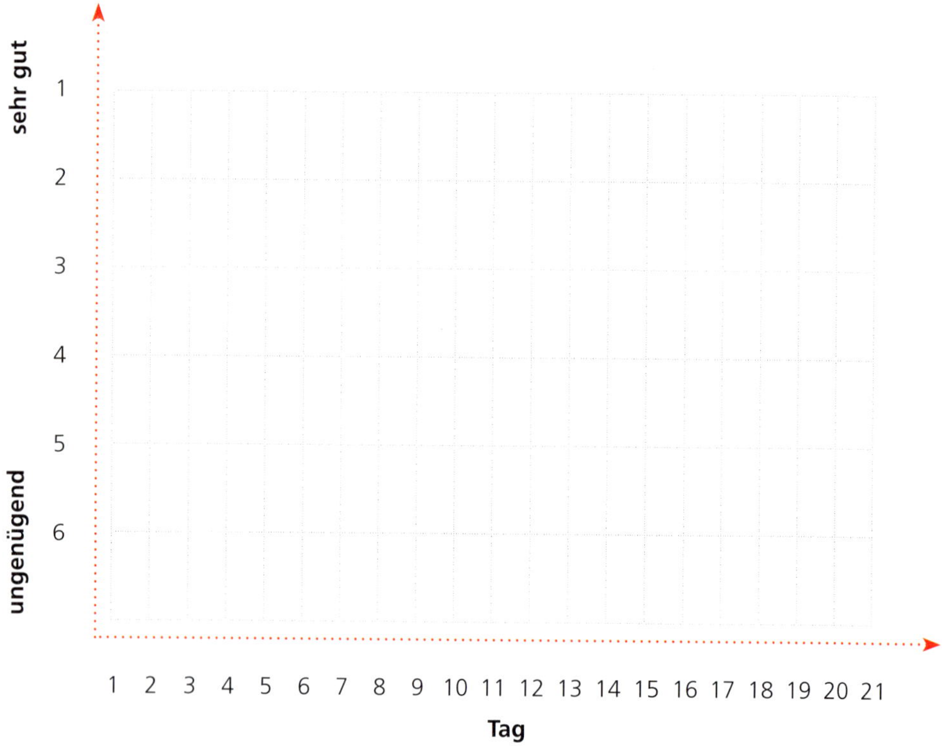


In dieses Diagramm kannst du die Werte für deine Stimmung und deine Verdauung eintragen, um die Veränderungen während der Stoffwechselkur zu dokumentieren. Verwende zur besseren Orientierung verschiedenfarbige Stifte für die beiden Parameter.

# SACHREGISTER

# ÜBER DEN AUTOR

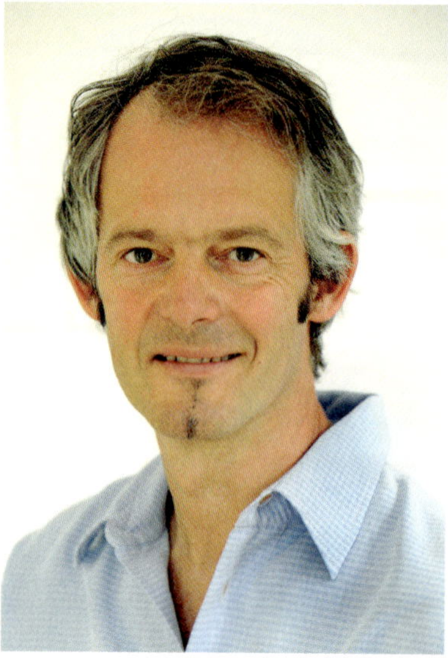

Jesko Wilke, 1959 in Hamburg geboren, ist freier Journalist und Autor mit den thematischen Schwerpunkten Gesundheit und Ernährung. Er verfasste mehrere Sachbücher wie *Clean Eating, Feel Good Food, Die Wellness-Diät, Die neue FIT FOR FUN Diät* und *Wie man nicht stirbt.* Jesko Wilke lebt und arbeitet südlich von Hamburg.

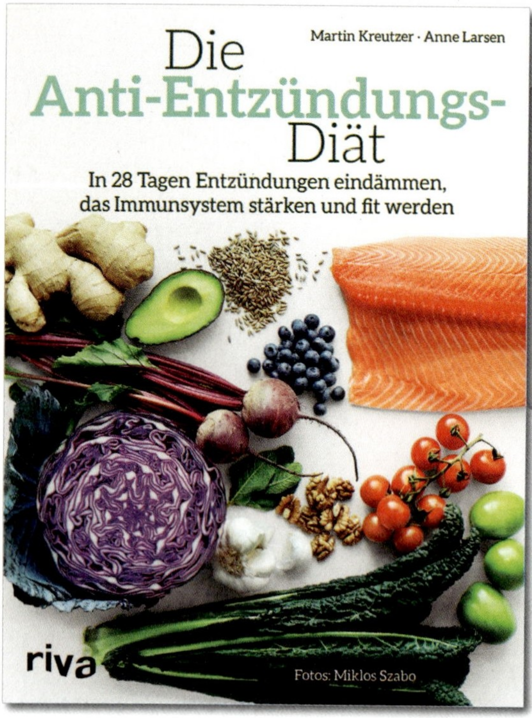


Auch als **E-Book** erhältlich

272 Seiten
22,00 € (D) | 22,70 € (A)
ISBN 978-3-7423-0067-6

Martin Kreutzer
Anne Larsen

## Die Anti-Entzündungs-Diät

In 28 Tagen Entzündungen eindämmen, das Immunsystem stärken und fit werden

Chronische Entzündungen im Körper bleiben oft lange unbemerkt, verursachen aber eine ganze Reihe von Krankheiten, von Arthritis bis zu Morbus Crohn, und wirken sich negativ auf unser Gewicht, den Fettstoffwechsel und das Immunsystem aus. In diesem Buch erklären Ihnen die Ernährungsexperten Martin Kreutzer und Anne Larsen, warum es so wichtig ist, diese entzündlichen Prozesse in Schach zu halten. Das Buch leitet Sie dazu an, Entzündungen durch gezielte Anpassungen der Ernährung entgegenzuwirken. Ein 28-Tage-Plan mit vielen leckeren Rezepten, die entzündungshemmende Lebensmittel wie Lachs, Walnüsse, Avocado oder Ingwer enthalten, und eine ganze Reihe wertvoller Tipps helfen, Entzündungen einzudämmen, Folgekrankheiten zu vermeiden, das Immunsystem zu stärken und den Körper wieder ins Gleichgewicht zu bringen. Dieses Buch ist ein unverzichtbarer Leitfaden für alle diejenigen, die Krankheiten vorbeugen oder bekämpfen und aus ihrem Alltag mehr herausholen wollen – besseren Schlaf, bessere Gesundheit, mehr Wohlbefinden.

riva